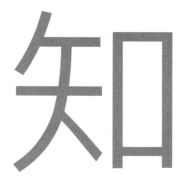

知

# 心脏科医生教你专业养护心脏

主编　任景怡

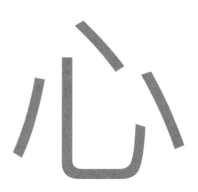

心

中国科学技术出版社
·北京·

**图书在版编目（CIP）数据**

知心：心脏科医生教你专业养护心脏 / 任景怡主编 . — 北京：中国
科学技术出版社 , 2022.10

ISBN 978-7-5046-9772-1

Ⅰ . ①知… Ⅱ . ①任… Ⅲ . ①心脏病—预防（卫生）Ⅳ . ① R541.01

中国版本图书馆 CIP 数据核字（2022）第 198410 号

| | | |
|---|---|---|
| **策划编辑** | 池晓宇　王　微 | |
| **责任编辑** | 孙　超 | |
| **装帧设计** | 佳木水轩 | |
| **责任印制** | 徐　飞 | |

| | |
|---|---|
| **出　　版** | 中国科学技术出版社 |
| **发　　行** | 中国科学技术出版社有限公司发行部 |
| **地　　址** | 北京市海淀区中关村南大街 16 号 |
| **邮　　编** | 100081 |
| **发行电话** | 010-62173865 |
| **传　　真** | 010-62179148 |
| **网　　址** | http://www.cspbooks.com.cn |

| | |
|---|---|
| **开　　本** | 880mm×1230mm　1/32 |
| **字　　数** | 96 千字 |
| **印　　张** | 6.5 |
| **版　　次** | 2022 年 10 月第 1 版 |
| **印　　次** | 2022 年 10 月第 1 次印刷 |
| **印　　刷** | 运河（唐山）印务有限公司 |
| **书　　号** | ISBN 978-7-5046-9772-1/R·2960 |
| **定　　价** | 48.00 元 |

编著者名单

组织编写　中日友好医院

主　　编　任景怡

编　　者　（以姓氏汉语拼音为序）

陈思臻　高永桧　韩　乐

李　丽　任景怡　许佳颖

杨梦溪　朱文赫

## 内容提要

　　本书从了解心脏结构开始，帮助读者掌握心脏健康自我评估方法，熟悉心脏疾病诊疗流程，从而增强心脏疾病预防的意识与能力。作者以生动的文字详尽地介绍了心脏这座"房子"的三大系统，即"结构——心房、心室和瓣膜""水路——冠状动脉"和"电路——心脏电传导"，以及三大系统在出现"故障"时该如何应对和预防。针对人们常常疑惑的疾病征兆预警、危重病自救、就医流程、服药规范、复诊、检验检查解读，以及日常保健、中医养生等专业问题，书中或通过基础讲解，或给予小贴士形式的温馨提示，或再现"心脏科医生问诊"情境，为读者一一贴心解答。这是一部可以帮助你明明白白知晓自己心脏、预防心脏疾病、学习自我筛查及就医的科普指南。如果你关注健康，希望远离心脏疾病，它就是写给你的书。

近些年来，心血管疾病的发病率显著升高，给个人、家庭及社会带来了极大的健康负担与经济负担，已成为我国社会亟待解决的重大问题。人体堪比一台复杂又精密的仪器，各器官有条不紊地"工作"，才能保证人体每日的正常活动，而对于其中的重要器官之一——心脏，我们需要掌握和了解一些必要的自我"保养"和专业"维修"知识，方能防患于未然。

本书从心脏生理病理基础认知、心脏疾病预警信号评估与自我筛查、患病就医常识学习与自我依从性培养、日常健康管理等层面出发，结合部分中医传统养生方法，让读者从读懂一颗心开始，重视心脏的非正常信号，从而做到无病时更好地预防，有病时更及时地治疗，进而改善疾病结局，提高生命质量。

全书内容层层递进、深入浅出、编排简洁、配图精美，引人入胜，有助于普通人群及有慢病、基础疾病的老年人轻松理解与学习心脏健康相关知识。本书的出版，将有助于促进由"以疾病治疗为中心"向"以促进健康为中心"的观念转变；有利于推行健康生活方式，减少疾病发生，切实帮助人民群众增强身体素质；有利于促进资源下沉，实现可负担、可持续的发展；有利于加快推进"健康中国"建设，推动构建全民健康型社会。

愿我们都能拥有一颗健康的心脏。

中日友好医院心脏科　任景怡

# 目录

 **第1章　认识你的心　/ 001**

第一节　正常心脏的结构　/ 002

第二节　心脏是如何工作的　/ 004

第三节　中西医结合话心脏　/ 010

第四节　心脏"故障"知多少　/ 014

**第2章　你的心脏健康吗　/ 019**

第一节　心血管疾病的危险因素　/ 020

第二节　心血管疾病的征兆与预警　/ 028

第三节　身体警报别拖着　/ 045

第3章  辅助检查的重要性  /  057

第一节  抽血检验  /  058

第二节  心电图检查  /  075

第三节  心脏超声检查  /  091

第四节  与心脏疾病相关的其他影像学检查  /  094

 第4章  医生最知你的心  /  101

第一节  去医院就诊应如何准备  /  102

第二节  怎么吃药，一次讲清楚  /  111

第三节  复诊那些事儿  /  118

第四节  为什么要住院治疗  /  122

第五节  心血管病患者，要做好自我管理  /  144

第5章　健康生活，呵护心脏 　/　157

第一节　饮食有节　/　158

第二节　合理锻炼　/　167

第三节　"四控"管理与健康人生　/　182

# 第 1 章
## 认识你的心

　　人体堪比一台复杂又精密的仪器，各器官有条不紊地"工作"，才能保证人体每日的正常活动。也如同仪器一般，当我们的日常活动受限或变得不那么随心所欲，则预示着某一个或多个器官出现了问题，此时或需"保养"，或需"维修"。在掌握和了解一些必要的自我"保养"和专业"维修"知识前，让我们先来认识一下人体的重要器官之———心脏。

## 第一节　正常心脏的结构

"大夫，心脏不是在左边吗，为什么心肺复苏时要按压胸骨中下部？"

"影视剧里的人左胸都中枪了还能奇迹般地生还，原因是心脏长在右边，是真的吗？"

在临床和生活中，常有患者或朋友会这样问。如果你也对此疑惑，那就让我们好好认识一下心脏，也看看它到底是怎么工作的。

### 一、心脏的位置

心脏位于胸腔内，横膈（用于分隔胸腔和腹腔）的上方，处于两肺之间，前方是胸骨及肋骨，后方是食管和脊柱。

正常人的心脏搏动可以在胸骨偏左侧处触及，只有少数人恰巧相反，他们的心脏位于右侧，称之为"右位心"。所以，影视剧中的"奇迹"也是有可能发生的。

## 二、心脏长啥样

心脏的外形像一个鸭梨，大小和我们每个人自己的拳头差不多。

我们常说，心脏是一个由心肌组成的两室两厅的四腔结构，即心脏的后上部为左心房和右心房，前下部为左心室和右心室。

正常情况下，左右两侧心腔不直接相通，两心房之间以房间隔为隔断，两心室之间以室间隔为隔

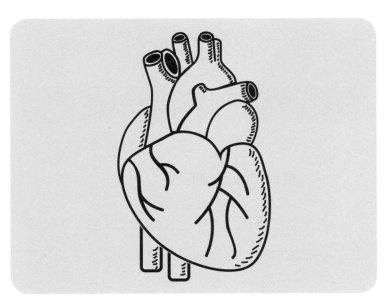

♥ 心脏的基本结构

00

断。同侧心房与心室之间，心室与连接心脏的血管之间都有只能单向开放的"门"，也就是瓣膜。瓣膜控制心房与心室之间、心室与大血管之间通道的开放或关闭，使得血液按照设定的方式单向流动，即只能由心房流入心室，再由心室流向心外大血管。左心房与左心室之间的瓣膜称为"二尖瓣"，右心房与右心室之间的瓣膜称为"三尖瓣"，右心室经过肺动脉瓣与肺动脉相通，左心室经过主动脉瓣与主动脉相通。

## 第二节　心脏是如何工作的

### 一、推动血液流动的泵

人体血液能在血管中不停地流动主要依赖于血压，心脏每一次收缩舒张（搏动）就是血液循环的动力。心脏收缩时，左心室向主动脉射血，动脉内的压力最高，此时对动脉血管壁产生的压力称为收缩压，也称高压；心脏舒张时，动脉弹性回缩产生的压力称为舒张压，又称低压。这就是心脏的泵功能，这一功能是十分高效的，血液从心脏到达人体的最远端后再返回大约只需要 1 分钟。现在就能解释为什么心肺复苏要按压胸骨中下部，其实就是要通过挤压胸廓时产生的压缩与回弹，还原心脏泵的功能，恢复血液循环的动力，而按压胸骨中下部时能够达到心脏最大压缩与回弹的位置，同时也能避免直接按压心脏外部胸骨造成的骨折。

## 二、血液循环

有了泵的功能，再来看看全身血液是如何通过泵进行循环的。心脏和全身血管组成了人体的循环系统，血液在其中按一定的方向流动，周而复始，称为血液循环。

血液循环的主要作用是向器官、组织提供充足的血流量，以供应氧和各种营养物质，并带走代谢的最终产物，使细胞维持正常的代谢和功能，保证身体各部位不间断的新陈代谢。

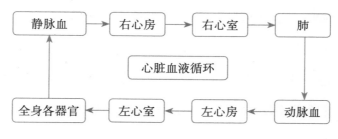

心脏血液循环示意图

## 心脏"泵"，究竟有多"累"

如何评价心脏"泵"的工作强度？这就需要用心输出量来评估。

心室每次收缩射出的血量称为每搏输出量，每分钟射出的血量称为每分输出量。通常所说的心输出量是指每分输出量。健康人的心输出量在不同生理情况下有很大的变化。例如，进餐后心输出量可增加30%～40%，中速步行时可增加50%左右，情绪激动时可增加50%～100%。正常情况下，两个心室每次收缩射出的血量是相等的。

心脏一刻不停地辛勤泵血，保障了人体的血液供应，这个过程的任何环节一旦出现问题，就会导致人体器官的缺血缺氧，产生严重甚至致命的后果，如脑缺血导致脑组织坏死等，所以我们要爱护自己健康的心脏。

**心脏促进新陈代谢**

心脏不停地搏动，其本身也需要消耗氧气和营养物质来为自己提供能量，还要排出代谢的废物。这些都由一些特殊的血管——冠状动脉（见下表）来完成。

冠状动脉起源于主动脉根部，分为左冠状动脉和右冠状动脉，在心脏表面行走，并分出许多小支进入心肌，在心肌中形成丰富的毛细血管网，供给

心脏冠状动脉的分支

| 左冠状动脉 | | 右冠状动脉 |
| --- | --- | --- |
| 前室间支／前降支 | 旋支／左旋支 | |
| • 左室前支<br>• 右室前支<br>• 室间隔前支 | • 左缘支<br>• 左室后支<br>• 窦房结支<br>• 心房支<br>• 左房旋支 | • 窦房结支<br>• 右缘支<br>• 后室间支<br>• 右旋支<br>• 右房支<br>• 房室结支 |

心肌血液。左冠状动脉主要供应左心室前壁和侧壁，其主要分支是前降支和左旋支；右冠状动脉主要供应左心室下壁、后壁和右心室；两者之间还形成了丰富的吻合支。中国人群绝大部分都是右冠状动脉优势型。

## 三、心脏的正常工作

心脏是一个电－机械偶联的器官，先有电信号的刺激，再有收缩舒张的机械功能。电信号与心肌细胞中的一种具有自动节律性或起搏功能的细胞相关。这些细胞组成的心脏传导系统就像发电厂一样，能自动有规律地释放出脉冲电流，促使心脏搏动。在这个发电厂中，窦房结是所有细胞的司令官，即是心脏正常心律（窦性心律）的起搏点（也称为一级起搏点）。

心脏不停地收缩和舒张，形成了有节律、有规则的搏动。同时，心脏依靠冠状动脉不停地供给血液，保证了有足够的氧气和营养物质来维护自身的搏动。

心脏每一次搏动都是由一个收缩期和一个舒张期组成的，两者构成一个心动周期，心房和心室交替收缩、交替休息。

（一）心率

心率是心脏搏动的频率，即每分钟搏动多少次。

健康成人在清醒、安静状态下的心率通常为每分钟55～95次，多数为70～80次；儿童心率比较快，随着年龄的增长，心率渐渐趋缓；剧烈活动时心率增快可达到160次/分或以上；睡眠时可降至40～50次/分。如果是运动员和长期体力劳动者，那么心率每分钟45～55次也属于正常。

**健康成人如何估算自己的最大心率？**

最大心率 =220- 年龄

（二）心律

心律即心脏搏动的节律。正常人的心律多是规则的。

我们在心电图报告中时常看到"窦性心律"的描述，这就是对人体正常心脏节律的表达。此外，窦性心律不齐也属于正常，无须担忧。

## 第三节　中西医结合话心脏

在看中医时，您可能经常听到大夫说心火重、心气虚等中医术语，不了解中医的人可能会奇怪，心着火了？还是心哪里来的气？怎么虚了……

中医与西医在五脏的正常功能和疾病认知上有着本质上的区别，西医往往从器官实质的有形的角度理解，中医则更多从功能的无形的角度去模拟一个形象来辅助理解。心在西医中是血液循环的动力装置，是实现泵血功能的器官；在中医中，心的功能要更加复杂。

### 一、心主血脉，其华在面

心主血脉，主，有主持、管理之意；血，指血液，是人体重要的营养物质；脉，不是西医的血管，而是指经脉，是气血运行的道路。所谓心主血脉，即指心脏推动血液在经脉中运行，把血液输送到各脏腑组织器官，营养全身，维持人正常的生命活动。同时，心脏之所以能够正常搏动以推动血液运行，均依赖于心气的作用。所以心气强弱和血液的盛衰，能影响全身情况。

人体面部的气血比较丰富，皮肤较薄，又表露于外，易于观察，心脏气血的盛衰可通过面部的颜色与光泽显现于外，故称心"其华在面"。望色，亦是中医诊察疾病的重要方法。

心脏位于胸中，有经脉与之相连，形成一个密闭循环的系统。心脏有规律地跳动，与心脏相通的脉管亦随之产生有规律的搏动，称之为"脉搏"，在人体的某些部位，可以直接触及脉搏的跳动。例如，在颈侧部（迎脉）、腕部（寸口脉）、足背部（趺阳脉）均可触及脉搏。中医通过触摸这些部位脉搏的跳动，来了解全身气血的盛衰，作为临床诊断疾病的依据，称之为"诊脉"。

如果心气旺盛，血脉充盈，则脉搏和缓有力，面色红润。心气不足，则推动血液运行的功能减低，可见心慌、心悸、面色无华、脉虚无力等；若心气不足日久，血运无力，可导致心脏血液瘀阻，可见心悸、心前区憋闷疼痛、面色晦暗、口唇青紫、脉搏节律不整等。心血亏虚，脉道失于荣养，则可见心悸、面色口唇苍白，脉细无力等。

## 二、心主神明

现代医学认为，人的精神、意识和思维活动，是大脑的生理功能，即大脑对外界客观事物的反映。然而，中医学认为"心主神明"，"心"接受、处理和反映信息，产生意识、思维、情志。神是一个宽泛的概念，原指事理的玄妙、神奇。在中医学中，神分为广义的神和狭义的神。广义的神包括自然界物质运动变化的功能和规律、人体生命活动的表现和人的精神活动；狭义的神仅指人的精神活动，即人的意识、思维和情志活动。

中医学把神志活动归属于心，因此，心主神

志的生理功能正常，则精神振作，神志清晰，思考敏捷，精力充沛。反之，如果心主神志的生理功能异常，即可出现精神意识思维活动的异常，从而出现失眠、多梦、心神不宁，甚则谵狂；或出现反应迟钝健忘、精神萎靡，甚则昏迷、不省人事等临床表现。

## 三、心主汗

津液是人体内正常的水液，出汗是阳气鼓动津液，蒸发所致，所以汗是津液所化生。由于血是心所主，汗又为津液中的血所化，故有汗为心之液、血汗同源的说法。因此汗多不仅伤津血，而且耗散正气，心的气血也随之受损，可导致心慌、心悸等。久病之人突然汗出如油，是大汗亡阳的危重证候，提示预后较差。

## 四、心开窍于舌

心经的别络上行与舌体相联系，心的气血与舌相通，心的生理病理变化，直接影响到舌，可在舌体上反映出来，故有心开窍于舌、舌为心之苗之说。若心血不足，则舌质呈现淡白色。若心火上炎，则舌质呈红赤色，甚至口舌生疮。若心经有热或痰迷心窍，可见舌偏、舌硬、语言不清等。若心气虚，心血瘀滞，亦可导致舌下静脉青紫曲张或舌面紫斑等。

## 第四节　心脏"故障"知多少

### 一、心脏会出现哪些"故障"

心脏就好像一座房子，任何地方出现问题都会影响正常的居住，那么，心脏出现"故障"后，会有哪些病变呢？

### （一）"水路"故障

心脏的冠状动脉就好比房子的水路，冠状动脉粥样硬化性心脏病，即我们常说的"冠心病"，就是水管出了问题。日积月累，管道老化生锈，冠状动脉也会随着年龄的增长出现硬化，"锈垢"积聚导致管道狭窄，产生心绞痛，如果完全堵住了，则导致急性心肌梗死的发生。

### （二）"电路"故障

心脏的电生理传导系统好比房子的电路，这一系统包括窦房结、结间束、房室结、房室束、左右束支和浦肯野纤维，而窦房结是"总司令部"。其中任何一个环节出现问题，都可能导致"电路"故障，产生各种心律失常，诸如窦性停搏、心房颤动、期前收缩、房室传导阻滞等。

### （三）"墙壁"故障

心脏的心肌好比房子的墙壁，钢筋混凝土质量不过关则产生诸如扩张型心肌病、肥厚型心肌病等心肌病变；如果最初盖房子时墙壁缺损，则导致各种先天性心脏畸形，如房间隔、室间隔缺损等。

（四）"房门"故障

心脏的瓣膜就如房子的门，并且一共有四扇门，即二尖瓣、三尖瓣、主动脉瓣和肺动脉瓣。门打不开或关不严实则导致心脏瓣膜病的出现，诸如瓣膜的狭窄或关闭不全。

心脏病是一类疾病的统称。不管是水路、电路、墙壁还是门窗，出现问题都会影响房屋的居住，心脏也是一样，不管是血管、传导系统、心肌还是瓣膜，出现问题都会影响心脏作为维持机体正常运转的生命泵功能。

## 二、心脏"故障"的危害

心脏作为机体正常运转的生命泵，出现故障后会对周身各系统脏器有明显的影响。

首先，心脏"故障"会影响循环系统，患者会出现循环供血不足，导致胸闷、气短、心悸、心前区疼痛不适、周身乏力、呼吸困难等；其次，心脏"故障"会对消化系统造成影响，以致出现恶心、反酸、呕吐、纳差等症状；最后，心脏"故障"还会对神经系统产生影响，引起头晕、头痛、视物模糊、黑矇等症状；除此之外，严重的心脏"故障"还会累及肾脏，导致肾功能不全等。

由此可见，虽然心脏出现"故障"后依旧会运转，但极大地影响了我们的身体健康和生活质量，所以我们日常要警惕心脏出现"故障"前的先兆，同时做好出现故障后的治疗管理工作。下面，请跟随我们，从改变生活习惯入手，了解心脏疾病危险因素的自我评估并掌握一些必要的就医知识，一起成为自己的护心"卫士"吧！

# 第 2 章
# 你的心脏健康吗

在了解自身身体结构的基础上，掌握一些心血管系统健康状况的自我评估要素，既是一种有益的日常保健"打卡"行为，更能防患于未然，将危重疾病扼杀在"萌芽"中。

## 第一节　心血管疾病的危险因素

近些年来，关于猝死的新闻时有报道，其中与心脏疾病有关的不在少数，且人群趋于年轻化，诱因则涉及过劳、熬夜、吸烟、酗酒等，这些也是我们临床常说的一部分心血管疾病危险因素。据2021年7月发布的《中国心血管健康与疾病报告2020》显示，截至2018年，我国心血管疾病死亡率仍居首位，这意味着心血管疾病发病、死亡的危险因素远未得到有效控制，并且很多的影响因素没有引起人们的重视，或者说很多人对心血管疾病危险因素的认知还很欠缺。下面我们看看报告里都重点提示了哪些危险因素，让我们一同重视起来！

### 一、吸烟、二手烟

2018年，中国15岁及以上年龄人群吸烟率为26.6%。中国非吸烟者人群的二手烟暴露率为68.1%，其中，几乎每天都暴露于二手烟的人群比例为35.5%。全球每年约190万人因为烟草使用或二手烟暴露引发的冠心病失去生命，约占全球冠心病死亡的20%；约38.2万人由于暴露于二手烟引发的冠心病而死亡，占冠心病总死亡人数的4.3%。若不采取广泛的戒烟措施，中国每年因烟草造成的死亡人数将从2010年的100万人左右，2030年将增至约200万人，预计2050年可能达到300万人！

目前已经证实，吸烟是引发高血脂的头号"罪犯"。

一方面，吸烟时吸入尼古丁、一氧化碳、烟碱等有害成分，使内皮受损，为胆固醇在血管壁上沉积创造条件；同时也促进了平滑肌细胞摄取低密度脂蛋白胆固醇，促使动脉发生粥样硬化。另一方面，吸烟使胰岛素敏感性下降，容易产生胰岛素抵抗，造成血糖升高、脂代谢紊乱（血甘油三酯升高、高密度脂蛋白胆固醇降低），同样促使动脉发生粥样硬化。

另外，吸烟会引起冠状动脉收缩、痉挛，导致血管闭塞，发生心肌梗死。建议所有人都要认识到"吸烟有害健康"，尽早戒烟。要知道，从今天开始戒烟都不算晚。

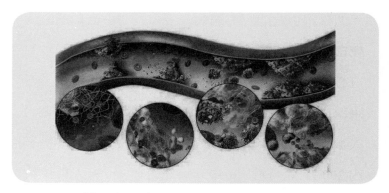

❤ 吸烟加速动脉粥样硬化进程的机制图

## 二、不健康饮食

报告指出，不健康的饮食方式导致的心血管代谢性疾病死亡人数仍在持续增加，从 1982 年的 107 万增加到 2010—2012 年的 151 万。2010—2012 年中国营养调查资料分析发现，在所有膳食因素中，在与心血管代谢性疾病死亡人数有关的归因比例中，影响最大的是高钠摄入（17.3%），其次为低水果摄入（11.5%）、低水产品 ω-3 脂肪酸摄入（9.7%）、低坚果摄入（8.2%）、低全谷物摄入（8.1%）和低蔬菜摄入（7.3%）。关于如何健康饮食，我们会在后面详细讲解。

## 三、日常运动不足

随着社会发展，中国居民的活动转向脑力活动为主，身体活动量呈持续下降趋势。1991—2009年，中国成人身体平均活动总量从每周 385.9 代谢当量·时（MET·h），下降到了每周 213MET·h。

"生命在于运动"这句话大家耳熟能详。然而，大家所知甚少的是，身体活动量与心血管疾病死亡风险呈显著负相关。有研究发现，相比于中国身体活动量最低（≤9.1MET·h/d）的 1/5 人群，活动量最高（≥33.8MET·h/d）的 1/5 人群，心血管疾病死亡风险降低了 41%。身体活动每增加 4MET·h/d，心血管疾病死亡风险可降低约 12%。

## 四、超重或肥胖

现代社会随着经济条件的提升，人们大多处于一种营养过剩的状态，肥胖人群不断增加。

有研究发现，中国 18 岁以上人群超重率达 30.1%，肥胖率为 11.9%。中国高血压调查显示，

2012—2015 年，中国成年居民腹型肥胖（男性腰围≥90cm，女性腰围≥85cm）检出率为 29.1%；男性为 28.6%；女性为 29.6%；约有 2.778 亿人出现腹型肥胖。

中国慢性病前瞻性研究发现，保持健康的体重指数（BMI）可预防 5.8% 的心血管病事件（包括急性心肌梗死和其他冠心病死亡）、7.8% 的缺血性心脏病和 4.5% 的缺血性脑卒中，以及 34.4% 的 2 型糖尿病。此外，与腰围健康（男性腰围＜85cm，女性腰围＜80cm）的人群相比，腹型肥胖的人群缺血性心脏病的发病风险增加 30%，死亡风险增加 32%。

## 五、心理健康问题

截至 2017 年底，中国已登记在册的严重精神障碍患者为 581 万人。1990—2017 年，中国抑郁症患病率从 3224.6/10 万上升到 3990.5/10 万。

中国慢性病前瞻性研究发现，居民重度抑郁症患病率为 0.6%，重度抑郁症是心脏病的危险因素之一，可导致心血管疾病的相关风险升高 32%，尤其是城镇居民，风险升高更为显著，升高了 72%。

此外，还有研究发现，约 31.3% 的抑郁症患者首先表现出心血管疾病的症状，其他表现包括失眠、胃肠道系统疾病、躯干疼痛、感觉异常、神经系统疾病、身体疼痛等。

## 六、饮酒

据数据统计，2016 年全球男性饮酒率为 39%，平均每日饮酒量为 17g。仅 2016 年 1 年内饮酒就导致了全球 280 万人的死亡，其中中国占 70 万，位列"榜首"！

牛津大学和北京大学进行了一项联合研究，对酒精与心血管疾病的关系进行了长达 10 年的纳入 59 万余人的调查，最终的结果显示：饮酒人群发生脑卒中和高血压的风险会随着酒精量的增加而升高。

一项大型研究分析了 19 个高收入国家约 60

万饮酒者的个人资料，并进行 540 万人·年的随访，该项研究发现，与每周饮酒＜100g 相比，40 岁时每周饮酒 100～200g、200～350g、＞350g 者预期寿命缩短 6 个月、1～2 岁和 4～5 岁。

无论 24 小时内饮了多少酒，心血管疾病风险均会显著升高，换句话说，如果平时不饮酒，突然在短时间内饮酒，心血管风险也会大大升高，容易突发心肌梗死、脑梗死。

有一项报道提到了研究 195 个国家以及 694 个群体关于摄入酒精的结果，发现不饮酒才是最健康的做法。

## 七、高血压

有资料充分表明，无论男女、无论何年龄组、无论收缩压与舒张压，高血压皆与心血管疾病的发病率与死亡率呈显著正相关。在死于心血管疾病的 45—74 岁人群中，有 73% 的男性和 81% 的女性先前已有某种程度的高血压。

## 八、高脂血症

血清总胆固醇（TC）水平的升高是冠心病的主要危险因素之一。血清 TC 水平升高增加缺血性脑卒中的发病危险，而血清 TC 水平过低则增加出血性脑卒中的发病危险。血清甘油三酯以及低密度脂蛋白胆固醇水平升高，是心血管病发生的重要危险因素，而高密度脂蛋白胆固醇对心血管病的发生具有保护作用。

## 九、其他因素

如糖尿病、胰岛素抵抗、雌激素水平、高半胱氨酸血症、感染等，都与心血管疾病的发生具有一定的相关性。

### 小贴士

结合以上心脏疾病的危险因素，心脏疾病往往偏爱嗜酒者、吸烟者、久坐者、嗜食者、肥胖者，想要最大限度地降低心脏疾病的风险，就要拒绝以上危险因素，做一名"健康者"。

## 第二节　心血管疾病的征兆与预警

"如果危险因素没控制好，身体健康已经存在隐患，能不能早知道、早处理？"这也是我们的一些患者常常关心的问题。答案是肯定的。

在心血管疾病发生之前，我们的身体常常会提前"预警"，发出许多信号，包括体感上的不适和身体外形、外观、颜色等的变化。

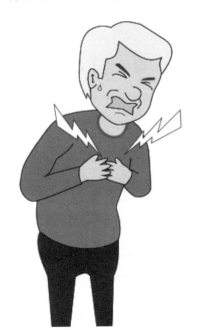

如果我们在家中及早地识别出这种异常，并尽快到医院就诊，就会得到及时救治，获得最佳的预后。下面来看看这些"预警"提示心脏可能出了什么问题。

# 一、手指和足趾末端粗大

## （一）杵状指（趾）

杵状指（趾）（又称"鼓槌指"），表现为手指或足趾末端增生、肥厚、呈杵状膨大。其特点为末端指（趾）节明显增宽增厚，指（趾）甲从根部到末端呈拱形隆起，使指（趾）端背面的皮肤与指（趾）甲所构成的基底角≥180°。

## （二）杵状指（趾）提示何种疾病

杵状指（趾）意味着血液在流经心脏时存在分流，是机体慢性缺氧的表现，可见于心血管系统疾病和呼吸系统疾病等多种疾病。

提示可能存在的心血管系统疾病：慢性心力衰竭、风湿性心脏病、亚急性细菌性心内膜炎、感染性心肌炎、心包炎；发绀性先天性心脏病，如法洛四联症、完全性肺静脉畸形引流、肺动静脉瘤等。

## （三）如何判断杵状指

通过以下细节的对比，可快速自查是否存在杵状指。

### 1. 外观对比

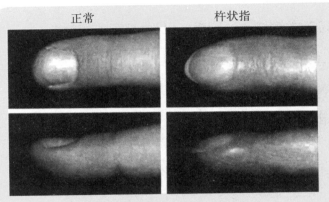

**正常手指与杵状指外观对比图**

正常手指上面观和侧面观 vs . 杵状指上面观和侧面观

### 2. 甲缘角对比

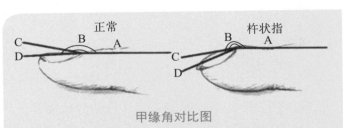

**甲缘角对比图**

左侧的手指显示正常的侧面（∠ABC=169°）和指甲角度（∠ABD=183°）vs. 右侧的杵状指角度分别为 191° 和 203°

### 3. 指骨深度比

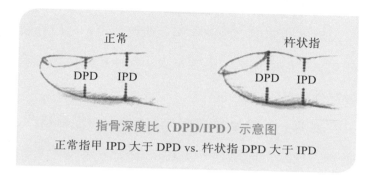

指骨深度比（**DPD/IPD**）示意图
正常指甲 IPD 大于 DPD vs. 杵状指 DPD 大于 IPD

### 4. Schamroth 现象

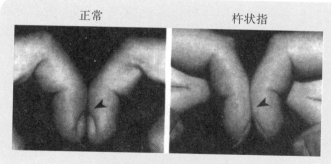

**Schamroth** 现象示意图
不存在杵状指的情况下，两食指相对，指甲间形成菱形间
隙 vs. 杵状指的甲床组织增加导致这个间隙闭合

## 二、非典型症状

以下非典型心血管疾病症状可能预示心绞痛发作和急性心肌梗死，中老年人、女性和糖尿病患者需格外注意。

**症状一** 突如其来的大汗淋漓：在没有运动、进食、饮水，环境也不炎热的情况下突然大量出冷汗。

**症状二** 心前区紧缩感、胸闷、喘憋、呼吸困难：症状表现为发作性，在做家务、爬楼梯、运动或外出时加重。

**症状三** 消化不良：频繁发作的打嗝、嗳气、反酸、腹胀、早饱等，尤其是在既往没有消化系统疾病的情况下。

**症状四** 咽部紧缩感和后项部发紧。

**症状五** 未得到足够重视的局部疼痛：头痛、牙痛、后背疼痛、肩膀疼痛、上腹疼痛、上臂疼痛等，尤其是在疼痛突然出现而又难以忍受之时。

> ### 小贴士
>
> 如果上述症状表现为发作性，持续几分钟至十几分钟后自行缓解，那大概率是心绞痛所引起的。如果上述症状持续十几分钟甚至几十分钟都不能缓解，那么一定要警惕急性心肌梗死的发生，需要立即就医。

## 三、扁桃体反复感染

如果有心悸、胸闷、胸痛、发热等症状，既往曾出现过扁桃体的反复感染（这主要发生在青少年中），要关注罹患风湿性心脏病或心肌炎等的可能，应当去心内科就诊，同时考虑扁桃体切除手术。

## 四、晕厥

如果在家中出现了晕厥的情况，除了应当去神经科就诊，还要注意考虑是否由心脏疾病引起。

心脏疾病导致晕厥的特征：突然发生的晕倒和

失去意识，持续时间短暂（仅为几分钟），过后迅速恢复，恢复后意识清醒，记忆方面没有遗忘现象。

## 五、咳嗽

我们都熟知的是，咳嗽是呼吸系统疾病最常见的表现之一。然而，常常被忽略的是，咳嗽也可以是心脏疾病的征象之一。尤其是当我们在呼吸科就诊过后仍未好转或痊愈的咳嗽。

### 1. 幼儿和儿童患者

出现咳嗽，最常见的病因是上呼吸道感染，但也要排除先天性心脏病的可能性。其一，患儿年幼，不能用语言准确表达不适感，可能代之以咳嗽的表现；其二，咳嗽是先天性心脏病的常见症状之一，部分重症患儿还可伴有咯血表现。

### 2. 成年患者

• 咳嗽伴有胸闷或咯血，可能是二尖瓣狭窄或关闭不全，或者心包炎，甚至是心脏肿瘤的表现。

• 咳嗽伴有发热则需要排除感染性心内膜炎的可能性。

- 如果有咳嗽、咳痰的症状，且痰质清稀呈水样或带有泡沫、呈粉红色，那么需要考虑心力衰竭的可能性，这样的患者常常同时会有呼吸困难甚则不能平卧、双下肢水肿的表现。

- 如果咳嗽的同时伴有不明原因的声音嘶哑，那么需要考虑到主动脉瘤压迫喉返神经的少见可能。

## 六、双臂脉压的异常

### （一）双臂脉压

双臂脉压是指测量人的左右手臂血压值而得出的差值。

#### 1. 如何测量双臂血压

首次就诊时，应测量左、右上臂血压。

目前测量双臂血压主要有两种方法。

方法一 采用同一血压计先后进行双臂血压测量。

方法二 采用两个同一型号的单袖带血压计或具有双袖带的双臂血压仪，同时测量双臂血压。

## 2. 如何计算双臂脉压

双臂脉压的计算方法就很简单了，即用左、右上臂血压的绝对差值，两者相减就可以了。

> **小贴士**
>
> 正常情况下，人的左、右上臂血压有少许差异。研究发现，双臂脉压的危险尺度常为 10mmHg 以上，超过 15mmHg 可能提示心脏疾病等。
>
> 当左、右上臂血压不一致时，应采用数值较高侧手臂测量的血压值；当左、右上臂收缩压差值＞20mmHg 时，应测量四肢血压；当臂间血压及收缩压存在显著差异（≥10mmHg）时，应采用较高一侧的血压值。

## （二）脉压大意味着什么

正常情况下，双臂的脉压一般为 5～10mmHg 如果超过这个范围，则属于脉压异常，主要见于多发性大动脉炎、先天性动脉畸形等，也可能发生于一侧的颈动脉、锁骨下动脉、椎动脉的狭窄，甚至闭塞。此外还可能发生于主动脉夹层、心脏血管畸形、上肢血管畸形等。

有研究表明，双臂脉压长期≥5mmHg 与全因死亡和心血管死亡有着显著的关联。双臂脉压每增加5mmHg，心血管事件发生率上升 3%。一旦发现双臂的脉压异常，要尽早到正规医院行进一步的检查（如动脉血管彩超、CTA ）。

037

## 最易忽视的早期心力衰竭症状

心力衰竭同时作为一种较为常见的老年性疾病，应得到我们的重点关注。我国目前有1370 万的心力衰竭患者，心力衰竭的 5 年死亡率甚至高于恶性肿瘤。当我们的心脏无法负担人体正常生命活动时，常会出现心力衰竭、心功能不全等。

典型的心力衰竭容易被发现，而早期的心

力衰竭常因其症状不明显或不典型而被忽视或被误诊。老年人因全身系统老化、功能减退，且合并多种慢性疾病，发生心力衰竭时常常缺少典型表现，也容易造成漏诊、误诊，值得我们警惕。唯有早期发现、早期干预，才能最大限度地恢复心功能，挽救心力衰竭。

老年人出现下列征兆，可能是心力衰竭的预警信号，需要及时到医院诊治。

- 咳嗽、气喘，类似气管炎。

患者以间断性或阵发性咳嗽为主要症状，咳白色泡沫状痰，夜间卧床休息时或清晨起床时比较明显，坐位与站立时有所减轻，心率偏快，容易误诊为气管炎或哮喘，用抗生素治疗无效果。

- 全身乏力。

患者不明原因地出现全身乏力、气短、精神不振等症状，稍微活动或劳动后症状更加明显。

• 夜间憋醒。

尤其是后半夜最容易发生。患者表现为睡眠中被憋醒，需要垫高枕头或者坐起来才能缓解，有时还伴有胸闷，容易误诊为心绞痛发作。

• 消化系统不适。

食欲不振、腹部胀满、恶心、呕吐。严重者还会出现腹痛、腹泻，容易误诊为消化道疾病。

• 夜尿增多。

患者没有肾功能不全的病史，也没有泌尿系统感染的症状，但出现了夜间排尿次数和尿量较平时增多的现象，白天尿量没有出现异常，但下午偶有踝关节水肿。

• 出现精神方面的异常。

比如，不明原因的心情烦躁、焦虑或有恐惧感，失眠，思维较以前迟缓，症状可在短时间内好转或加重交替出现，容易误诊为脑动脉硬化。

- 右心衰竭。

颈部血管明显充盈，下肢或全身水肿。

- 心慌。

脉搏快或不规则，患者感觉心慌，脉搏每分钟在 80 次以上，稍微活动就会超过 100 次，并且有强弱不同的交替脉或间歇脉。

- 胸透或 CT 发现有胸腔积液。

## 小贴士

### 心力衰竭的管理

管理心力衰竭最好的方式是预防，为了延长生存期，提高生活质量，患者应该做到如下几点。

- 严格遵医嘱服用药物，按时复诊。

- 观察病情变化，当出现呼吸困难、乏力、下肢水肿或脱水、多汗等情况，要及时反映给医生。

- 关注体重变化，每天早起、早餐前同一时间，同样衣着自测体重，若 24 小时内体重增加 1～1.5kg，1 周内增加 2.5kg 或 6 个月内下降 5kg 以上，要引起警惕，应立即就医。
- 保持电解质平衡，严格控制钾盐的摄入。
- 生活有规律，从事与身体水平相适应的活动。

### 🗒️ 心脏科医生问诊室

问：血糖高会患心脏病吗？糖尿病和心脏病有什么关系？

答：高血糖是指人体血液中的糖分含量过高，导致人体出现了病态的血糖反应。心脏病多是指心脏出现异常搏动造成的疾病，平时很少有人把这两者联系起来，感觉像是完全不相关的两个疾病，但实际上这两者不仅有关系而且关系还非常紧密。或者说高血糖是造成心脏病的元凶之一。

随着近年来对糖尿病和心脏病研究的不断深入，医学专家们已经证实，糖尿病与心脏病之间存在着十分密切的联系。糖尿病常常被称为冠心病或急性冠脉综合征的"等危症"，心血管并发症是糖尿病患者最主要的死亡原因及促进死亡的因素。

在血糖升高或是已确诊糖尿病的疾病背景下，老年人与年轻患者相比更易发生一系列的糖尿病相关的心血管并发症，包括大血管病变、微血管病变、自主神经病变、心肌病、冠状动脉粥样硬化性心脏病、心力衰竭等。一方面因为糖尿病和心脏病具有一些相同的关键发病机制，另一方面因为糖尿病是心血管疾病的强独立危险因素，会促进心脏病的发生发展。

高血糖对身体的危害极大，我们在日常生活中一定要注意对血糖的控制，现代医学技术非常发达，平时去医院查个血糖几分钟就搞定了，所以我们一定不要吝啬这点时间，要做到对自己的血糖值心中有数才是上策。

问：心脏病患者运动时应注意什么？

答：心脏病患者运动应记住以下"二要""四不要"。

- 要选择一个安全的运动场地，不要造成脚崴伤或摔伤等外伤。

- 要在运动过程中随时体会自己的感觉，看能否耐受，如有无头晕或极度疲劳的感觉，还可以数一下心率和体会血压变化等。

- 一定不要空腹运动，因为空腹运动非常容易发生低血糖，这样会损害我们的身体。

- 不要急停急起，应做一些前奏动作和结束动作。

- 尽量不要做憋气的动作，这样容易导致腹压增高，也容易导致血压增高，同时也容易发生心绞痛。

- 不要做弯腰低头的动作，特别是在血压比较高的时候。尽可能地保持头部在胸部以上。

## 第三节　身体警报别拖着

前面我们已经浅谈过，心脏好比是一座房子，既有"门窗""墙壁"等"结构"，也有"水路""电路"这样的"通路"，如果日常不加以保养和维护，也会出现"故障"，导致身体不舒服。归纳起来，这些"故障"可以对应到三大心脏系统疾病中：①心脏电生理传导系统，即"电路"，出现问题会导致心律失常；②心脏血管系统，即"水路"，出现问题会导致冠状动脉粥样硬化性心脏病，也就是我们常说的冠心病；③心脏功能系统，即"结构"，出现问题主要导致各类心肌病。这三大疾病系统一旦报警，后果不容小觑，往往引发急危重症，因此一定要引起重视，并在日常做到早意识、早应对。

### 一、心脏传导问题

心脏电生理传导问题，也就是"电路系统"故障，包括以下症状。

## （一）心律失常

### 1. 正常心律

正常人的心脏搏动表现为窦性心律，一般在60～100次/分。

### 2. 恶性心律失常

跳得快了、慢了、不规律了，甚至有时候不快不慢不乱，但就是从心电图上能看出有问题了，都属于不正常！我们常说的房颤、室性期前收缩、室颤等都属于心律失常。其中恶性心律失常会在几秒钟内致死，如室颤，就是心脏跳动得特别快，以至于心脏无法充分收缩和舒张而不能将血液泵入全身，心脏几乎已经没有了供血能力，没了供血就和心脏停搏的结果是差不多的。我们有时会看到电视上抢救患者时在患者胸部进行电击，那就是发生了室颤，必须马上电击除颤，否则几分钟就会发生脑死亡。发生室颤的原因很多，如急性心肌梗死、严重心力衰竭、严重心肌病、电解质紊乱等。

### 3. 缓慢性心律失常

除了上述快速的恶性心律失常，还有缓慢性心律失常，如严重房室传导阻滞。

（二）常见心脏传导问题的表现

· 出现心悸、心慌、出汗、气短、干咳等症状，如心脏期前收缩。

· 出现心烦、心里乱、心里不稳等，如房颤。

· 可能出现乏力、黑矇（眼睛视物不清）、晕厥、猝死等，如缓慢性心律失常、传导阻滞，以及快速性心律失常（室速、室颤）。

· 没有任何症状，如各种传导阻滞、预激综合征。

## 二、心脏血管问题

心脏血管问题，即"水路系统"问题，简单地说，可以理解为冠状动脉粥样硬化性心脏病（冠心病），其早期症状一般表现为心绞痛，严重的可以发生心肌梗死。

## 小贴士

### 医生如何处理恶性心律失常？

医生对恶性心律失常进行的治疗，主要是病因治疗。

例如，心肌缺血引起的恶性心律失常，首先需要改善心肌缺血；心力衰竭引起的恶性心律失常，首先需要纠正心力衰竭；电解质紊乱引起的恶性心律失常，首先需要纠正电解质紊乱。当然急救的瞬间肯定是先救命，如室颤情况下，不管什么原因都必须先电击除颤；心率特别慢的情况下，尽可能先安装临时起搏器。随后再根据病因，去除病因。

（一）心绞痛

常见的心绞痛可以表现为心前区疼痛、胸痛、胸闷憋气、牙痛、咽部紧缩感、后背疼痛、左肩膀疼痛、上腹疼痛等，也会表现为心悸、出汗、心慌、便意。这些症状常常是发作性的，大多在活动后明显加重，休息后可逐渐缓解，每次持续约数分钟到十几分钟，含服硝酸甘油可以明显缓解。

不过，老年人及糖尿病患者，可能就是难受，但具体说不出哪里难受。出现以下症状时，需要警惕，及时到医院就诊。

既往没有冠心病，但近期突然出现憋闷、乏力，运动时心慌、气短等，并有加重趋势。已有冠心病的患者，在近1个月内心绞痛发作比以前频繁，胸痛更为剧烈，范围扩大，时间延长。心绞痛的发作由过去的劳累后转为夜间安静休息时发作，且发作时没有明显诱因。

### （二）危险的心脏猝死

在所有猝死的患者中，心脏猝死占大部分，而心脏猝死的大部分就是急性心肌梗死，所以急性心肌梗死也是最危重的心脏病。急性心肌梗死就算到医院，也会有10%～30%的人死亡，不到医院的死亡率就更高。

有些心肌梗死患者在去医院的路上死亡，有一些心肌梗死的人根本不知道自己已经发生心肌梗死了，还有一些心肌梗死患者不知道在第一时间拨打120！只有不到30%的人知道得了心肌梗死要进行支架治疗或溶栓抢救。大部分心肌梗死导致的死亡都归结于对于心肌梗死知识的无知，不知道什么是心肌梗死，或不知道第一时间应该怎么办，这就导致时间被浪费，救命时机被错过！

一般来说人体在出现问题的时候都会有一些先兆，而当本身就知道自己有这类疾病倾向的时候就该更加注意。

### （三）心肌梗死的应急抢救措施

如果心绞痛发作时伴有恶心、呕吐、大汗、心动过缓等严重不适，最稳妥的做法是马上拨打120急救电话，不能拖。

此刻已经有心肌梗死的现象，为了增加救生的概率，在等待120救援期间要采取一些应急的措施。

### 1. 患者平躺休息

这时候禁止搬动患者。家里如果备有氧气，患者意识还处于清醒的状态，应该立即让患者吸氧，保持心情平静。

### 2. 药物

清楚身体情况的患者一般都会备点药物在身上或家里，这个时候一定要先服用药物。硝酸甘油可以缓解部分症状，但多不能完全缓解心肌梗死症状，即使服药后也应等待急救车的到来。

### 3. 心肺复苏

这个用于患者有意识不清、呼叫不应并且出现了呼吸暂停的情况，应该马上进行简单的心肺复苏。

具体的步骤如下，建议大家都可以跟着学一学，危急时能增加生存概率。

（1）患者整个人都要平卧着，施救者应在患者的右侧，一手放在患者的前额让患者的头部后仰，另一只手的食指和中指则抬起下颏，使下颌尖、耳垂的连线与地面呈垂直状态，以通畅气道。应清除患者口中的异物和呕吐物，患者义齿松动则应取下。

(2) 施救者用置于患者前额的手的拇指与食指捏住患者鼻孔，深吸一口气，用口唇把患者的口全罩住，然后用力吹气，每次吹气应持续 1 秒。确保呼吸时有胸廓起伏。

(3) 无论是否有胸廓起伏，2 次人工呼吸后应该立即进行胸外按压，胸外按压的部位是胸骨下 1/3 处，可按双乳头连线中点位置。施救者跪在患者身旁，用一只手掌根部放在胸部正中双乳头之间的胸骨上，另一手平行重叠压在手背上，保证手掌根部横轴与胸骨长轴方向一致。按压时肘关节伸直，依靠肩部和背部的力量垂直向下按压，按压胸骨的幅度为 5～6 厘米（不要担心用力太大，因为按压幅度不够后果更严重），按压频率为 100～120 次／分。按压 30 次，然后口对口呼吸 2 次，再按压 30 次，如此循环 5 次，观察患者是否有呼吸和脉搏。

如果患者没有呼吸和脉搏，应继续重复上述动作。在医护人员到来之前，采取必要的急救措施，对挽救心肌是有一定帮助的。

## 小贴士

### 日常生活中警惕"胸痛"

有胸痛，立马去医院，抓住黄金抢救1小时！胸痛是冠心病最常见的表现，大概率致残的急性心肌梗死半数以上无先兆，都以突发性的胸闷、胸痛为表现。从血栓形成到血管供应的心肌组织坏死，动物实验是1小时，在人的身上是6～12小时。所以，心内科医生最重要的理念是"命系1小时"，就是医学上常说的"黄金抢救时间"，要求在最短的时间内，尽快开通导致梗死的"罪犯"血管，溶栓要求在到达医院半小时后进行，经皮冠状动脉介入要求在到达医院后60～90分钟内进行。治疗越早，挽救心肌越多，挽救的生命就越多。

因此，人人都该养成"有胸痛，立马去医院"的意识，特别是在心前区或胸骨后、咽喉位置出现了疼痛范围在约拳头或手掌大小，发作位置相对固定，有紧缩感、压迫感、烧灼样或是钝痛时。另外，走急路、上楼、上坡、吃得过饱、情绪过于激动都可能诱发胸前区疼痛，若是出现了持续性的胸闷气短等情况，一定要及时去医院就医。

## 三、心脏功能问题

心脏功能问题即"结构"问题，会引发各类心肌疾病，一般到最后都会进展成心功能不全，也就是心力衰竭（以下简称心衰）问题。主要可进展为左心衰、右心衰、全心衰。

· 左心衰典型表现是活动后胸闷、憋气、不能平卧、夜间阵发性呼吸困难、端坐呼吸。

· 右心衰的典型症状表现是双下肢水肿、腹胀、食欲不佳、腹部膨隆等。

· 全心衰兼具左、右心衰症状，临床不能完全把左心衰和右心衰分开，两者常常相互累及。

## 小贴士

心脏是一个非常精密且贵重的脏器，无论是哪一个部分出现问题，都有可能造成心脏不能正常工作，而长期不能正常工作，就有可能出现大问题。所以，一方面我们还是鼓励保护好自己的心脏，另一面我们要有一点心脏病前兆的常识，有备无患！如果有以上任何不适，不要拖延，请及时去心内科就诊，请心内科医生来帮助您判断后续是否需要治疗及如何治疗。

# 第 3 章
## 辅助检查的重要性

辅助检查是医生进行医疗活动、获得有关资料的方法之一，其为临床提供了重要依据。在认识了自己心脏后，我们一起来看看，关于心脏的辅助检查的有哪些？各有什么作用？

辅助检查包括抽血检验（实验室检查）和影像学检查等，这些是医生诊断患者基本情况和身体存在异常的重要手段。就好比是要对心脏这座"房子"进行检修，医生首先需要运用一些检测手段，有针对性地对心脏电生理传导、心脏血管、心脏功能这三大系统进行探测，查看和判断心脏存在的隐患，或已经出现问题，进而再对症"保养"或"修缮"。

我们常见的与心脏疾病相关的辅助检查有哪些呢？下面就让我们一起来看一下。

## 第一节　抽血检验

### 一、血脂

这几年，患冠心病特别是心肌梗死的人越来越多，"罪魁祸首"就是——血脂！大家常常说"血稠"了，要少吃油腻的食物，要多运动，有人还需要口服药物帮助降低血脂……但是，大家真正了解什么是"血脂"吗？血脂既看不见也摸不着，体型肥胖的人血脂不一定高，体型消瘦的人也可能是高脂血症患者，因此，我们光从体型不能判断一个人的血脂是否正常，必须要抽血检验才能作出判断。可是，去医院查完血脂后，我们看着密密麻麻的指标，似乎毫无头绪，不知道如何看报告，只要在正常范围内就是健康吗？

（一）知晓血脂，看这三项

其实呀，血脂的指标虽然多，只要我们学会看这三项：总胆固醇、低密度脂蛋白胆固醇和甘油三酯，就能大致知晓自己的血脂情况了。

### 1. 总胆固醇

总胆固醇的正常值：＜5.2mmol/L。

血脂升高的"主要罪犯"是总胆固醇（TC），它是血液中所有脂蛋白所含胆固醇的总和。

胆固醇的异常改变容易引起动脉粥样硬化性心脑血管疾病，其中我们最熟悉就是"冠状动脉粥样硬化性心脏病"（冠心病）。胆固醇约有七成受遗传因素的影响，只有三成受生活方式的影响。如果连

# 临床检验结果报告单 生化全项

| 姓名 | | 样本类型 | 血清 | 诊 断 | | 病 案 号 | |
|------|--|----------|------|--------|--|----------|--|
| 年龄 | 45岁 | 采样时间 | 2022-07-20 07:02 | 科 别 | 心脏科门诊 | 样 本 号 | |
| 性别 | 男 | 接收时间 | 2022-07-20 07:41 | 卡 号 | | 申请医师 | |

| 项目 | 中文名称 | 结果 | 单位 | 参考范围 | 项目 | 中文名称 | 结果 | 单位 | 参考范围 |
|------|----------|------|------|----------|------|----------|------|------|----------|
| ALT | *丙氨酸氨基转移酶 | 29 | IU/L | 0~40 | eGFR | 估算肾小球滤过率 | 54.12 | ml/min/1.73 m² | 仅供参考 |
| AST | *天冬氨酸氨基转移酶 | 25 | IU/L | 0~42 | UA | *尿酸 | 504 | ↑ μmol/L | 150~420 |
| TBIL | 总胆红素 | 21.05 | μmol/L | ≤23.00 | GLU | *葡萄糖 | 6.35 | ↑ mmol/L | 3.61~6.11 |
| DBIL | 直接胆红素 | 1.07 | μmol/L | ≤8.00 | GA | 糖化白蛋白 | 13.5 | % | 11.0~16.0 |
| TP | *总蛋白定量 | 69.2 | g/L | 60.0~80.0 | GA-ALB | 糖化白蛋白-总 | 4.37 | | |
| ALB | *白蛋白定量（溴甲酚绿法） | 46.1 | g/L | 35.0~55.0 | GA-L | 糖化白蛋白-糖化 | 0.53 | | |
| A/G | A/G | 2.0 | | 1.0~2.5 | CO2 | 二氧化碳 | 24.7 | mmol/L | 21~35 |
| Pre-AII | 前白蛋白 | 270.8 | mg/L | 200~430 | K | *钾 | 3.8 | mmol/L | 3.5~5.5 |
| GGT | *γ-谷氨酰转肽酶 | 31 | IU/L | 0~52 | Na | *钠 | 141.1 | mmol/L | 135~145 |
| ALP | 碱性磷酸酶 | 47 | IU/L | 40~150 | CL | *氯 | 103.5 | mmol/L | 90~110 |
| TBA | 血清总胆汁酸 | 1.3 | μmol/L | 0~10 | Ca | *总钙 | 2.27 | mmol/L | 2.00~2.75 |
| CG | 甘胆酸 | 1.4 | mg/L | <2.7 | IP | *无机磷 | 0.92 | mmol/L | 0.81~1.78 |
| MAO | 单氨氧化酶 | 8 | U/L | ≤12 | β2-MG | 血β2微球蛋白 | 2.51 | mg/L | 1~3 |
| AFU | 血清α-L-岩藻糖苷酶 | 23 | U/L | 5~40 | C1q | C1q循环复合物 | 177 | mg/L | 159~233 |
| ADA | 腺苷脱氨酶 | 13 | U/L | 4~24 | α-AMY | *血淀粉酶 | 88 | IU/L | 28~100 |
| LAP | 亮氨酸氨基肽酶测定 | 40 | U/L | 38~75 | Lipase | 脂肪酶 | 43 | U/L | 0~67 |
| | | | | | sTfR | 可溶性转铁蛋白受体 | 8.06 | nmol/L | 5.19~21.63 |
| CHE | 胆碱酯酶 | 8977.0 | U/L | 5400~13200 | CHO | *总胆固醇 | 3.88 | mmol/L | <5.20 |
| TSA | 血清唾液酸 | 51 | mg/dL | 44~75 | TG | *甘油三酯 | 3.71 | ↑ mmol/L | <1.70 |
| SOD | 血清Cu\Zn超氧化物歧化酶 | 157.2 | U/mL | 129~216 | HDL-C | *高密度脂蛋白胆固醇 | 1.00 | mmol/L | 1.00~2.20 |
| IVC | IV型胶原蛋白 | 48.9 | ng/mL | <140 | LDL-C | *低密度脂蛋白胆固醇 | 2.32 | mmol/L | 低中危人群宜<3.40 高危人群宜<2.60 极高危人群宜<1.80 超高危人群宜<1.40 |
| LDH | *乳酸脱氢酶 | 174 | IU/L | 100~250 | | | | | |
| HBDH | α-羟丁酸脱氢酶 | 115 | IU/L | 76~218 | | | | | |
| CK | *肌酸激酶 | 201 | ↑ IU/L | 26~200 | | | | | |
| CK-MB | 肌酸激酶同工酶MB | 17 | IU/L | <25 | | | | | |
| LAA | 乳酸 | 2.63 | mmol/L | 0.50~2.96 | sd-LDL | 小而密低密度脂蛋白胆固醇 | 0.70 | mmol/L | 0.24~1.37 |
| HS-CRP | 高敏C反应蛋白 | 1.08 | | <3.00 | | | | | |
| AAG | α1-酸性糖蛋白 | 59.1 | mg/dL | 50.0~120.0 | LP(a) | 血清脂蛋白(a) | 14.10 | mg/L | <300 |
| RBP | 血视黄醇结合蛋白 | 63.6 | mg/L | 36~72 | ApoA1 | 载脂蛋白A1 | 1.24 | g/L | 1.12~1.62 |
| HCY | 同型半胱氨酸 | 25.23 | ↑ μmol/L | ≤15 | ApoA2 | 载脂蛋白A2 | 0.25 | g/L | 0.25~0.52 |
| Cys C | 血清胱抑素C测定 | 1.48 | ↑ mg/L | 0.50~1.03 | ApoB | 载脂蛋白B | 0.59 | ↓ g/L | 0.69~1.05 |
| Urea | *尿素 | 7.84 | mmol/L | 2.78~7.85 | ApoC2 | 载脂蛋白C2 | 5.48 | ↑ mg/dL | 1.60~4.20 |
| CR | *肌酐（酶法） | 135.7 | ↑ μmol/L | 35~106 | ApoC3 | 载脂蛋白C3 | 16.58 | ↑ mg/dL | 5.50~9.50 |
| | | | | | ApoE | 载脂蛋白E | 5.15 | ↑ mg/dL | 2.70~4.90 |
| | | | | | PLIP | 磷脂 | 2.64 | mmol/L | 1.90~3.20 |
| | | | | | NEFA | 游离脂肪酸 | 0.57 | mmol/L | 0.10~0.90 |

续两次发现总胆固醇升高，光靠饮食和运动控制是不够的，还需要及时吃药控制。

### 2. 低密度脂蛋白胆固醇

低密度脂蛋白胆固醇的正常值：＜3.4mmol/L。

低密度脂蛋白胆固醇（LDL-C）是冠心病、急性心肌梗死的罪魁祸首。这是我们要最重视的一项血脂指标！它会乘机进入血管内皮，逐渐沉积导致动脉粥样硬化并在局部形成斑块。动脉粥样硬化斑块的发生发展是一个相对漫长的过程，往往绵延数十年的时间。然而，在这个漫长的过程之中，如果突然出现斑块的破裂或者浅表的侵蚀，可以引起灾难性的血栓事件，这也被认为是心肌梗死的主要发病机制。

我们在检验报告里看这项指标时要尤其注意，并非在正常范围内就高枕无忧了，而是要根据我们自身的身体状况来看。

对于普通人群来说，LDL-C 控制在＜3.4mmol/L 的范围内就可以了；如果是有过冠心病、心肌梗死、脑梗死等疾病的患者，LDL-C 需要进一步严格控制在＜1.8mmol/L 的范围内，甚至是＜1.4mmol/L。

低脂饮食与适当运动对 LDL-C 的改善是必需的，但并不足够，对于高 LDL-C 患者，尤其是合并了冠心病的患者，必须使用药物进行血脂的控制，不可心存侥幸心理。至于吃什么药，怎么吃，那需要在医院检查之后由医生根据具体情况来确定方案。一般来说，降低 LDL-C 的首选是他汀类药物，医生会根据您基础的 LDL-C 水平以及吃药后 LDL-C 的降幅来调整用药方案。

### 3. 甘油三酯

甘油三酯（TG）的正常值：＜1.7mmol/L。

甘油三酯受生活习惯、饮食条件等影响比较大，体内约 70% 的甘油三酯来源于我们的饮食。

如果您最近几天大鱼大肉饮食没有节制，甘油三酯可能会明显升高。不要担心，清淡饮食并加强运动，甘油三酯有可能下降。通常来说，保持健康生活方式可以显著降低甘油三酯，不像 LDL-C。我们可能不用吃药也能控制甘油三酯在正常范围内。

如果甘油三酯突然明显升高，可能会引起急性胰腺炎，需要警惕！

我们平常看到的血脂检验单上标明的参考范围，仅是适合健康人的标准。对于患有心脑血管疾病等动脉粥样硬化疾病（如冠心病、心肌梗死、脑梗死）的人或有心血管病高危因素（如高血压、糖尿病等）的人，血脂参考标准与健康人不同，这些人即使检验单上没有箭头，也不能掉以轻心，需要听从医生建议，严格控制血脂。

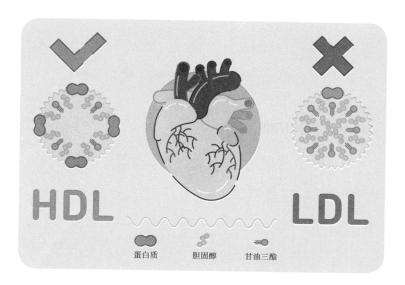

蛋白质　　胆固醇　　甘油三酯

## (二) 血脂检测需注意什么

1. 抽血前 3 天内避免高脂饮食，最好空腹 10～12 小时以上再检验，但空腹时间不宜过长，否则身体原本储存的脂肪会被"动员"起来跑到血液里，使甘油三酯检测值升高。

2. 血脂水平会受某些药物影响，如口服避孕药可以使甘油三酯和低密度脂蛋白胆固醇升高，利尿药使甘油三酯和总胆固醇升高。

3. 如果仅一次血脂检验结果超过正常范围，不必着急、惊慌，清淡饮食和充分休息 1～2 周后，可以在同一家医院再次抽血检查，尽量避免由于实验室的误差或您身体状态改变引起的"高脂血症"。

## 二、肝功能

肝功能指标主要反映了肝脏及胆囊的功能状况，是我们日常生活中经常需要关注的指标。

| 项目 | 中文名称 | 结果 | 单位 | 参考范围 |
|------|----------|------|------|----------|
| ALT | 丙氨酸氨基转移酶 | 20 | U/L | 0～40 |
| AST | 天冬氨酸氨基转移酶 | 29 | U/L | 0～42 |
| TP | 总蛋白定量 | 63.2 | g/L | 60.0～80.0 |
| ALB | 白蛋白定量 | 39.0 | g/L | 35.0～55.0 |
| TBIL | 总胆红素 | 17.02 | μmol/L | 5.00～21.00 |
| DBIL | 直接胆红素 | 2.99 | μmol/L | 0.00～7.00 |
| ALP | 碱性磷酸酶 | 168 ↑ | U/L | 40～150 |
| GGT | γ- 谷氨酰转肽酶 | 61 ↑ | U/L | 0～52 |
| TBA | 血清总胆汁酸 | 4.7 | μmol/L | 0～10 |

❤ 肝功能检测的相关指标

## 肝功能检测项目及简易解读

• 谷草转氨酶（AST）：即天冬氨酸氨基转移酶，各种肝病，心肌梗死早期，肝细胞坏死、变性，肝硬化，肝癌等疾病常可导致偏高。

• 谷丙转氨酶（ALT）：即丙氨酸氨基转移酶，肝炎、药物中毒、阻塞性黄疸、肝变性硬化、胆管炎、胆管瘤等疾病常导致偏高。

• 谷草/谷丙的比例正常值是（1.5～2.5）：1，当比例小于 1 时称为倒置，是慢性肝炎或肝硬化的特征之一。

• γ- 谷氨酰转肽酶（GGT）：原发性或转移性肝

069

癌、胆道感染、肝硬化、心肌梗死等疾病都可导致增高。

· 碱性磷酸酶（AKP 或 ALP）：阻塞性黄疸、急慢性黄疸型肝炎、肝癌等疾病都可导致偏高。

· 血清总蛋白（TP）：肝功能障碍、肝细胞损害、肝硬化等可出现偏高或偏低。

· 白蛋白（A）：总蛋白和球蛋白增高、白蛋白正常或低或高，提示肝硬化、肝损害。

· 球蛋白（G）：白蛋白降低、球蛋白升高，提示有肝硬化、肝腹水或肝癌。

· 正常情况下，白 / 球比值（A/G）为（1.5～2.5）：1，当比值小于 1 时，称为倒置，为慢性肝炎或肝硬化的特征，也提示可能出现了肝癌。

· 总胆红素（TBIL）：急性黄疸型肝炎、活动性肝炎、肝坏死、肝癌、胰头癌等疾病都可导致偏高。

· 直接胆红素（DBIL）：结石病、肝癌、胰头癌等疾病都会导致偏高。

· 间接胆红素（IPIL）：溶血性贫血、血型不合输血反应、新生儿黄疸、疟疾等疾病都会导致偏高。

## 三、肾功能

肾是人体的排泄器官，对人体排尿、电解质平衡、内分泌都有很大的作用，心肾一体，肾脏功能与心脏功能相辅相成，相互影响。肾功能检测主要需要关注以下几个指标。

| | |
|---|---|
| 肌酐 | 肾小球滤过功能 |
| 尿素氮 | 肾小球滤过功能 |
| $\alpha_1$- 微球蛋白 | 近端肾小管重吸收功能 |
| NAG 酶 | 肾小管重吸收功能（尤其是近曲小管） |

### （一）血清肌酐

血清肌酐（Cr）是评价肾小球滤过功能的重要指标，其升高可见于急性或慢性肾衰竭，可伴或不伴少尿。Cr 同时也会被生理变化影响，比如老年人、消瘦者的血清 Cr 可能偏低。一旦血清 Cr 上升，就要警惕肾功能减退，应进一步作内生肌酐清除率检测。

内生肌酐清除率（eGFR）是判断肾小球损害程度的重要指标，对评估肾功能、指导治疗具有重要价值，一旦 eGFR 降低，就必须警惕肾功能出现了损害。

### （二）血尿素氮

血尿素氮（BUN）是蛋白质代谢的终末产物，临床上多用测定尿素氮来粗略观察肾小球的滤过功能。BUN 增高可见于器质性肾功能损害、肾前性少尿、蛋白质分解或摄入过多等。

### （三）$\alpha_1-$ 微球蛋白

$\alpha_1-$ 微球蛋白（$\alpha_1-MG$）升高可见于近端肾小管功能损害。

### （四）N- 乙酰 $-\beta-D-$ 葡萄糖苷酶

血液、尿液的 N- 乙酰 $-\beta-D-$ 葡萄糖苷酶（NAG）活性测定对反映肾实质病变，尤其是急性损伤和活动期病变更敏感，主要用于早期肾损伤的监测和病情观察。其升高可见于：①药物肾毒性监测和早期发现；②肾病综合征；③早期上尿路感染；④肾移植排斥反应早期；⑤糖尿病肾病；⑥各类肾炎。

## 四、心肌酶谱及心肌梗死四项

### （一）心肌酶谱

心肌酶在临床上用于确定是否出现了心肌损伤与心肌缺血坏死。一般有谷草转氨酶（AST）、乳酸脱氢酶（LDH）及同工酶、α-羟丁酸脱氢酶（α-HBDH）和肌酸激酶（CK）及同工酶（CK-MB），国内常将这一组与心肌损伤相关的酶合称为心肌酶谱，对诊断心肌梗死有一定的价值。

| | |
|---|---|
| 乳酸脱氢酶（LDH） | • 心肌梗死：心肌梗死后9～20小时开始上升，36～60小时达到高峰，持续6～10天恢复正常（比AST、CK持续时间长），因此可作为急性心肌梗死后期的辅助诊断指标<br>• 肝脏疾病：急性肝炎、慢性活动性肝炎、肝癌、肝硬化、阻塞性黄疸等LDH升高<br>• 血液病：如白血病、贫血、恶性淋巴瘤等LDH升高<br>• 骨骼肌损伤、进行性肌萎缩、肺梗死等LDH升高<br>• 恶性肿瘤转移所致胸、腹水中LDH往往升高 |

| 肌酸激酶同工酶（CK-MB） | • 诊断急性心肌梗死的重要指标<br>• 进行性肌营养不良患者血清 CK-MB 亦升高 |
|---|---|
| 谷丙转氨酶（GPT、ALT） | • 肝胆疾病：传染性肝炎、肝癌、中毒性肝炎、脂肪肝和胆管炎等 ALT 升高<br>• 心血管系统疾病：心肌梗死、心肌炎、心力衰竭时肝淤血和脑出血等 ALT 升高<br>• 药物和毒物：氯丙嗪、异烟肼、奎宁、水杨酸制剂及乙醇、铅、汞、四氯化碳或有机磷等引起 ALT 升高 |
| 谷草转氨酶（GOT、AST、SGOT） | • 心肌梗死发病 6～12 小时显著升高，增高的程度可反映损害的程度，并在发病后 48 小时达到最高值，3～5 天恢复正常<br>• 各种肝病时 AST 可增高，肝病早期和慢性肝炎增高不明显，AST/ALT 比值小于 1。严重肝病和肝病后期增高，AST/ALT 比值大于 1<br>• 其他疾病如心肌炎、肾炎及肺炎等 AST 也轻度升高 |
| 肌钙蛋白 T（cTnT） | • 是目前诊断 AMI（急性心肌梗死）最特异的指标<br>• 可用于心肌梗死发生较慢患者的诊断 |

## （二）心肌梗死四项

心肌梗死四项与心肌酶谱有部分重合，是临床上尤其是急诊最常用的判断患者心脏情况的检验指标。

• 肌钙蛋白：心肌肌钙蛋白（cardiac troponin，cTn）

是肌肉收缩的调节蛋白。心肌肌钙蛋白 T（cTnT）、肌钙蛋白 I（cTNI）的浓度变化对诊断心肌缺血损伤的严重程度有重要价值，其升高可用于判断急性冠脉综合征、心肌损伤、心肌梗死等。

• 肌红蛋白：肌红蛋白（Mb）是一种存在于骨骼肌和心肌中的含氧结合蛋白，正常人血清 Mb 含量极少。当心肌或骨骼肌损伤时，血液 Mb 水平升高，对诊断心肌梗死和骨骼肌损害有一定价值。

• B 型利钠肽（BNP）与 N 末端 B 型利钠肽原（NT-proBNP）：BNP 与 NT-proBNP 是临床上最常用于诊断心力衰竭的指标。在急性心衰中，BNP＜100pg/ml，NT-proBNP＜300pg/ml，则基本可以排除心衰可能，BNP≥300pg/ml，NT-proBNP≥450pg/ml（＜50 岁）、NT-proBNP≥900pg/ml（50—75 岁）、NT-proBNP≥1800pg/ml（＞75 岁）时，则可考虑心衰的诊断。在慢性心衰中，BNP＜35pg/ml，NT-proBNP＜125pg/ml，可初步排除心衰可能。BNP/NT-proBNP 是诊断或排除心衰、监测心衰治疗效果的重要指标。

| 项目 | 中文名称 | 结果 | 单位 | 参考范围 |
|---|---|---|---|---|
| hsTnI | 高敏肌钙蛋白 1 | 0.0066 | ng/ml | ＜0.0116 |
| CK-MB | 肌酸激酶同工酶 MB | 2.10 | ng/ml | 0.30～4.00 |
| Myo | 肌红蛋白 | 14.20 | ng/ml | 0～60 |
| BNP | B 型利钠肽 | 1060 ↑ | pg/ml | ＜100 |

## 五、血常规

血常规是临床最常用的血液检查，是对血液成分的一些基础指标进行数值测定、形态学描述的实验室检查，能反映患者的生理、病理状态的基本信息，为临床疾病诊断的首选检查，不仅能为临床提

| 项目 | 中文名称 | 结果 | 单位 | 参考范围 |
|---|---|---|---|---|
| WBC | 白细胞总数 | 3.73 | $10^9$/L | 3.5～9.5 |
| NEUT | 中性粒细胞总数 | 1.86 | $10^9$/L | 1.8～6.3 |
| LYMPH | 淋巴细胞总数 | 1.58 | $10^9$/L | 1.1～3.2 |
| MONO | 单核细胞总数 | 0.23 | $10^9$/L | 0.1～0.6 |
| EO | 嗜酸性粒细胞总数 | 0.03 | $10^9$/L | 0.02～0.52 |
| BASO | 嗜碱性粒细胞总数 | 0.03 | $10^9$/L | 0～0.06 |
| NEUT% | 中性粒细胞百分数 | 49.8 | % | 40～75 |
| LYM% | 淋巴细胞百分数 | 42.4 | % | 20～50 |
| MONO% | 单核细胞百分数 | 6.2 | % | 3～10 |
| EO% | 嗜酸性粒细胞百分数 | 0.8 | % | 0.4～8.0 |
| BASO% | 嗜碱性粒细胞百分数 | 0.8 | % | 0～1 |
| RBC | 红细胞 | 4.82 | $10^{12}$/L | 3.8～5.1 |
| HGB | 血红蛋白 | 136 | g/L | 115～150 |
| HCT | 红细胞压积 | 40.20 | % | 35～45 |

| 项目 | 中文名称 | 结果 | 单位 | 参考范围 |
|---|---|---|---|---|
| MCV | 红细胞平均体积 | 83.4 | fl | 82~100 |
| MCH | 红细胞平均血红蛋白量 | 28.2 | pg | 27~34 |
| MCHC | 红细胞平均血红蛋白浓 | 338.0 | g/L | 316~354 |
| RDW-SD | 红细胞分布宽度 | 48.70 | fl | 37.0~51.0 |
| RDW-CV | 红细胞变异系数 | 16.0 | % | 11~15 |
| PLT | 血小板 | 151 | $10^9$/L | 125~350 |
| PDW | 血小板分布宽度 | 10.7 | fl | 9.0~17.0 |
| MPV | 平均血小板体积 | 9.8 | fl | 6.8~13.5 |
| P-LCR | 大血小板比率 | 23.2 | % | 13~43 |
| PCT | 血小板压积 | 0.15 | % | 0.10~0.30 |
| PCT | 全血降钙素原 | 0.18 | ng/ml | <2.50 |
| ABO | ABO 血型正定型 | B 型 | | |
| Rh | Rh 血型正定型 | 阳性（＋） | | |
| CRP | 快速 C- 反应蛋白 | <2.50 | mg/L | ≤10 |

注：图中血常规各指标的参考范围在不同医院中有所不同，仅作参考

供进一步检查的线索，有时还能为某些血液病的诊断提供重要依据。我们需要重点关注以下指标。

## （一）红细胞与血红蛋白

红细胞（RBC）作为血液最基本、最具特征性的成分之一，与血红蛋白（Hb）一起成为判断多种疾病的重要指标。红细胞及血红蛋白增多可见于导致血浆容量减少的多种疾病，如严重呕吐、腹泻、大量出汗、大面积烧伤等，还可见于红细胞增多症；

红细胞及血红蛋白减少常见于各种贫血，也是临床上判断患者是否需要输血的重要指标。

## （二）白细胞与中性粒细胞百分数

中性粒细胞是人体白细胞（WBC）最主要的成分，白细胞与中性粒细胞的增多和减少对多种疾病具有重要的提示意义。生理情况下，外周血白细胞及中性粒细胞在一天内存在着波动，下午较早晨为高。妊娠后期及分娩时、剧烈运动或劳动后、饱餐或淋浴后、高温或严寒等均可使其暂时性升高。病理性增多见于急性感染、严重组织损伤及白细胞破坏、大出血、中毒、白血病及其他恶性肿瘤。白细胞及中性粒细胞的减少可见于感染、血液系统疾病、物理化学损伤及自身免疫病等。

## （三）血小板

血小板（PLT）是参与人体凝血与止血的重要血液成分。血小板的减少可造成人体血流不止，如果不及时治疗很可能导致人体因失血而亡。血小板的减少常见于：血小板生成障碍，血小板破坏或消耗增多，如免疫性血小板减少症、系统性红斑狼疮、淋巴瘤、脾亢等。

## 第二节　心电图检查

### 一、什么是心电图

心电图就是在我们的体表不同位置放置电极，记录相应的电位，再经机器将电信号放大、处理后，形成的曲线图形。

标准的心电图导联包括了胸前导联与肢体导联。胸前导联一般使用 6～12 个吸盘按相应的位置吸在人的胸部，肢体导联则是用四个带有电极片的夹子夹住我们的手腕和脚腕。医生在做检查之前一般会用酒精对放置电极的部位进行消毒处理，既干净卫生，又能使检查效果更好。

## 二、为什么要做心电图

心电图具有以下几个优势。

### (一) 快速、方便

几分钟即可出结果，对于瞬息万变进展迅速的心脏疾病来说，快速准确的心电图是诊断危重心脏疾病的利器，帮助医生挽救了成千上万的生命。

### (二) 无创

仅需要在皮肤放置电极，不会对人体造成伤害。

### (三) 准确、参考价值大

心电图的异常结果可以提示诸多危险的心脏疾病，根据心电图的结果可初步确定多种疾病的病因，可以迅速采取相应的治疗措施，挽救患者的生命。

## 三、如何进行心电图检查

进行心电图检查之前，我们要尽量保证前胸、手腕和脚腕的干燥和清洁。在做心电图检查时，需

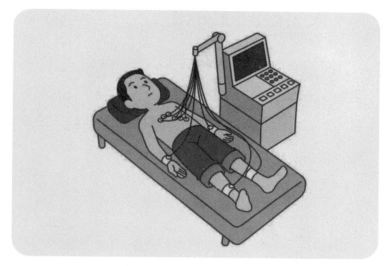

**❤ 心电图检查示范图**
平躺、裸露手腕、脚腕及前胸，保持放松、安静

要平躺在床上，露出手腕、脚腕及前胸部位。电极放置好后，在电信号记录期间保持安静，不要说话，以免干扰电信号的采集。

心电图可以反映人体心脏的心房、心室的状态，对于诊断各种类型的心律失常（如房颤、室颤等），心房、心室的扩大、肥厚，心肌缺血（如冠心病、急性心肌梗死等）具有重要意义，一些电解质紊乱和药物中毒等也可以在心电图上有特异的表现。

## 四、心电图报告如何看

心电图的图形依赖于医生的专业解读，一般医生会在解读好心电图图形之后出一个文字版的报告。报告中会有许多专业术语，学会识别其中的异常信号，有助于及时进一步就诊，以免耽误治疗。

### （一）心电图基础知识

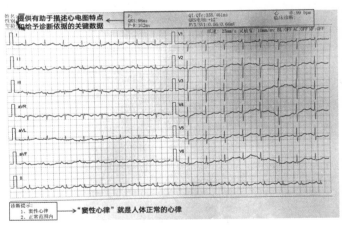

💜 正常的心电图报告

包含了心电图的波形、关键数据及诊断提示

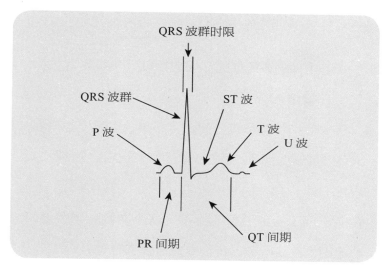

**♥ 心电图的各个波段**

每个波段的异常均有某种疾病的提示意义

079

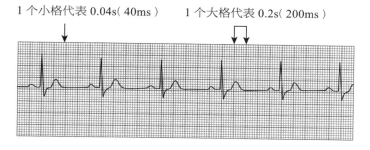

**♥ 心电图上方格与时间的关系**

一般来说，每个波形之间间距均为3～5个大格。＞5个大格说明心动过缓；＜3个大格则说明心动过速。各个波形之间如果间距出现波动，则提示出现了房颤等严重的心律失常

## (二) 心电图里蕴藏的"密码"

心电图的系统描述一般包括以下一些内容。

### 1. 心律

一般指心脏节律，如窦性心律、交界性心律等，人体正常的心律为窦性心律，如果报告上出现"交界性心律""室性心律""心律失常"等字样，一般说明出现了心脏节律的异常，这个时候一定要携带心电图到医院就诊，咨询专业医生的意见。

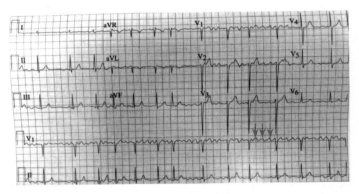

❤ 心律失常，房颤

正常的 P 波消失，取而代之以小而不规则的基线波，形态与振幅均变化不定，成为 f 波（箭）；心律不齐，心率为 350～600 次 / 分

### 2. 心率

指心脏每分钟跳动的次数，单位为"次 / 分"。

人体正常的心率为60～100次/分。心率＜60次/分，则说明心动过缓；心率＞100次/分，则出现了心动过速。心率的异常尤其是心动过速，需要向专业医生咨询。

## 小贴士

　　部分特殊人群常有心动过缓，比如运动员群体，运动员因为常年运动，心脏供血能力较强，所以在非运动状态下心脏跳动即使缓慢也可正常维持身体供血、供氧。

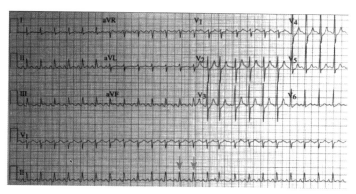

❤ 心动过速

两个波形之间相距约2个大格（箭），心率约为150次/分，大于100次/分

### 3. P 波形态

P 波是心房除极波，代表左右心房的激动，P 波对心律失常的诊断与鉴别诊断具有重要意义。

(1) 正常 P 波与异常 P 波：P 波常用的描述包括直立、倒置、逆行。

正常 P 波在Ⅰ、Ⅱ、aVF、$V_4 \sim V_6$ 导联直立，aVR 导联倒置。

当 P 波在Ⅱ、Ⅲ、aVF 导联倒置，而 aVR 直立时，则称为逆行性 P 波，表示激动起源于房室交界，此时需要我们咨询专业医师的意见。

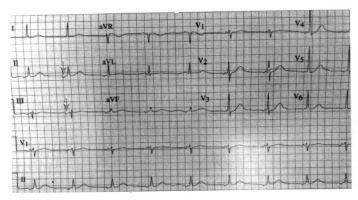

❤ 交界性心律

Ⅱ导联、Ⅲ导联及 aVF 导联中的 P 波是倒置的（箭），即逆行性 P 波，提示出现了交界性心律

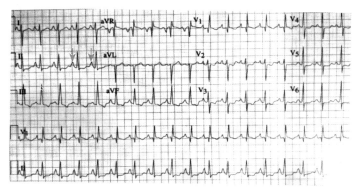

💜 右心房增大

图中 P′波比正常的 P 波更加"高尖"，提示出现了右心房的异常

(2) P 波时限和 P 波振幅

① P 波时限改变的临床意义

· P 波时限延长：常表示出现了左心房扩大或双心房扩大，提示可能患有风心病、扩张型心肌病等。

· P 波时限缩短：可见于甲状腺功能亢进、房性融合波等。无论是延长或是缩短，均需接受专业医生的建议。

② P 波振幅改变的临床意义

· P 波振幅增大：P 波的异常高尖或出现高尖的 P′波，即比正常 P 波更加高耸，可见于房性心律失常，如房性期前收缩、房性心动过速等，也提示心房压力的增高。P波的振幅增大也可提示出现先天性心脏病、肺心病导致的右心房扩张、心肌梗死、电解质紊乱（如低钾血症）及甲状腺功能亢进等，需要到医院接受进一步的检查。

• P波振幅减小：P波振幅减小，即P波变矮，可见于过度肥胖、甲状腺功能减退、全身水肿、气胸、心包积液及高钾血症等疾病。

**4. PR间期**

PR间期表示电信号从心房传导到心室所需的时间。常可有延长、缩短、变化不定、移位等异常。

(1) PR间期延长：即P波和R波之间的连线相比正常变长，往往提示了Ⅰ度房室传导阻滞，需要进一步检查查明病因。

(2) PR间期缩短：即P波和R波之间的连线缩短，可见于预激综合征、短P-R综合征、房室交界区心律或期前收缩等。

(3) PR间期变化不定：即P波和R波连线的长度变化不定，常提示为完全性房室传导阻滞，是一

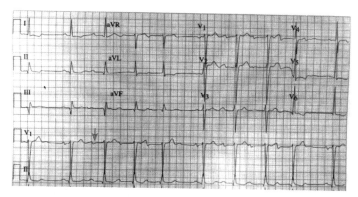

💜 一度房室传导阻滞
PR 间期延长（箭）

种比较严重的心律失常，请务必到专科医院就诊。

(4) PR 段移位：提示可能存在心房损伤、心房心肌梗死或心房肿瘤等异常。

**5. QRS 波群**

QRS 波群反映了左、右心室除极电位和时间的变化。我们需要着重观察 QRS 波群的电轴、电压、时限及形态，以及诊断提示中对 QRS 波的描述。QRS 波群的变化少数情况可见于正常人，所以如有异常一定要听取心内科专业医师的诊断，既不要过度恐慌，也绝不可轻视。

(1) 电轴：QRS 可反映心脏电轴（心脏电轴可以

理解为心脏的一种对称轴）。心脏电轴可正常、右偏及左偏。对于心脏电轴偏移的判断，需要观察Ⅰ导联和Ⅲ导联，"尖对尖，向右偏；口对口，向左走"，即Ⅰ导联和Ⅲ导联的尖端相对，说明电轴右偏；Ⅰ导联和Ⅲ导联的开口相对，说明电轴左偏。电轴右偏可见于右心室肥大、预激综合征、左后分支阻滞、高侧壁心肌梗死等疾病。电轴左偏常见于左心室肥大、左束支阻滞、左前分支阻滞、预激综合征、下壁心肌梗死等。

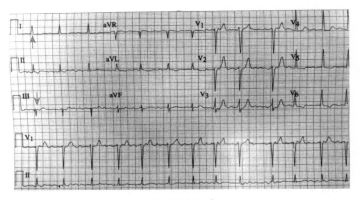

♥ 电轴左偏

Ⅰ导联、Ⅲ导联"口对口，向左走"（箭）

(2) 电压

① QRS 波群电压增高：即 QRS 波群高耸，可见于室性期前收缩，心室肥厚或左、右束支传导阻滞。

② QRS 波群电压降低：即 QRS 波群低平，可见于肺气肿、肺淤血、心包积液、胸腔积液、全身水肿、过度肥胖等，也可见于急性心肌梗死、心肌病、甲状腺功能减退、电解质紊乱、心脏位置改变等。

③ 时限：QRS波群时限增宽，即QRS波群宽大，可见于心室肥厚、室性期前收缩、室内差异性传导、束支传导阻滞、预激综合征等，也可提示出现了电解质紊乱及药物中毒等。

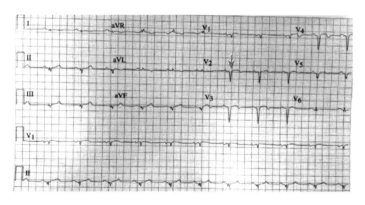

💜 病理性 Q 波

可见本不应该出现的较大的 Q 波，提示心肌坏死（箭）

④ 形态:QRS 波群的异常描述可有病理性 Q 波、宽大畸形及预激波等。病理性 Q 波提示心肌存在陈旧性坏死;QRS 波群宽大畸形常见于室性心律失常如室性期前收缩、室性逸搏及室内差异性传导等。

### 6. ST 段

关于 ST 段异常的描述,可有 ST 段抬高、下降、缩短和延长。

(1) ST 段抬高:即 ST 段异常高耸。ST 段抬高是临床上常见的、预示着危重心脏疾病的心电图异常,如果心电图描述中有"ST 段抬高"的字样,务

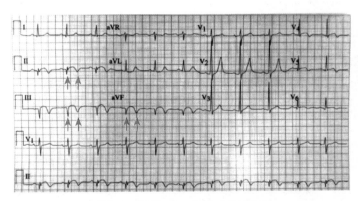

♥ ST 段抬高:急性心肌梗死

可见 II 导联、III 导联及 aVF 导联 ST 段异常抬高(箭),提示急性下壁心肌梗死,是一种需要紧急处理的危重心脏疾病

必重视，需要立即就诊，遵医嘱处理。ST 段抬高可出现于超急性期或急性期心肌梗死、变异型心绞痛、室壁瘤、急性心包炎及急性心肌炎等。

(2) ST 段压低：即 ST 段异常低平，常见于心绞痛、心肌病、心室肥大、心肌炎及束支传导阻滞等。

(3) ST 段延长：即 ST 段长度增加，可能出现于冠心病、低钙血症等。

(4) ST 段缩短：即 ST 段长度缩短，可见于高钙血症、洋地黄类药物中毒等。

### 7. T 波

T 波代表了心室复极的过程，常见的异常描述包括高尖、低平及倒置等。T 波的改变常常与 ST 段的变化同等重要，需要格外关注。

(1) T 波高尖：即 T 波振幅变高，临床上常可见于心肌梗死、心肌缺血、急性心包炎、高钾血症、束支传导阻滞等，需要重视起来，及时检查，对因治疗。

(2) T 波低平或倒置：即 T 波变矮或者方向向下，可见于心肌缺血，如冠心病、心肌梗死等；也可见于心包炎、心肌炎、心室肥大及低钾血症等。

### 8. QT 间期

QT 间期指心室去极化和复极化过程的总时程，我们需要关注的异常描述是 QT 间期（QTc）延长。可见于先天性心脏病、药物作用、电解质紊乱、心室肥厚、缺血性心脏病、中枢神经功能异常等。

### 9. U 波

U 波是一种常被忽略的心电图波。U 波增大是监测低钾血症的重要指标。U 波异常倒置则提示出现了器质性心脏病，如心绞痛、心肌梗死等，需要特别注意。

## 五、总结

心电图是一种临床上常用的快速、安全、方便、参考价值大的心脏检查，是医生诊断心脏疾病及挽救患者生命的利器。掌握以上心电图的基本知识，有利于我们及时了解自己心脏的情况，既不会过于恐慌，又不可过于轻视。心电图的解读需要专业人士专业判断，当我们的心电图提示异常时，务必要询问心内科专业医师的意见，如有问题及时处理。

## 第三节　心脏超声检查

超声心动图属于影像检查的一种，是心内科最重要，也是性价比最高的一项检查，是评估患者心功能、检查患者心肌组织状况的最重要的检查之一。

### 一、如何看懂超声心动图

· **M 型超声或二维超声对心脏和血管的量化测量指标**：是对于心脏各个房室、瓣膜、血管情况基本的测量与描述。

· **心脏收缩、舒张功能的指标**：包括射血分数（EF 值）、每搏输出量、左心室舒张末容积、左心室收缩末容积等指标。

· **对心脏和大血管形态学描述**：包括主、肺动脉内径是否增宽，心腔是否扩大，房间隔、室间隔是否有缺损，瓣膜是否有粘连、增厚，各瓣膜开放是否受限，回声是否增强及形态是否正常等。

# 超声心动图检查报告单

检查设备: Vivid E95

姓名: _____ 性别: 男 年龄: 52 岁 门诊号: _____
科室: 心脏科 床号: _____ 住院号: _____
检查项目: 经胸超声心动图（含组织多普勒）

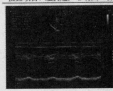 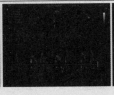 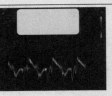

基本测量:

| M型、二维测量及心功能 | | | 主肺动脉径 | 23 | mm | 多普勒测量 | | |
|---|---|---|---|---|---|---|---|---|
| 升主动脉径 | 38 | mm | 右房横径 | 43 | mm | 主动脉瓣上Vmax | 119 | cm/s |
| 左房前后径 | 42 | mm | 右室基底部横径 | 38 | mm | 肺动脉瓣上Vmax | 89 | cm/s |
| 室间隔厚度 | 10 | mm | Simpson法射血分数 | | % | 二尖瓣E峰 | 52 | cm/s |
| 左室后壁厚度 | 8 | mm | 组织多普勒 | | | 二尖瓣A峰 | 73 | cm/s |
| 左室舒张末径 | 51 | mm | 二尖瓣环e'(间隔) | 7.2 | cm/s | 二尖瓣E/A比值 | <1 | |
| 左室收缩末径 | 30 | mm | 二尖瓣环e'(侧壁) | 16.1 | cm/s | 三尖瓣反流TR | | cm/s |
| M型左室射血分数 | 70 | % | E/e'(平均) | 4.4 | | TR峰值压差 | | mmHg |
| M型左室短轴缩短率 | 39 | % | 三尖瓣环游离壁s' | 10.0 | cm/s | 估测肺动脉收缩压 | | mmHg |

超声所见:

1. 升主动脉正常上限，肺动脉主干内径正常范围。
2. 左房稍大。余房室内径正常范围。
3. 各瓣膜形态活动正常。
4. 各室壁厚度正常。静息状态下左室壁运动未见明显异常。
5. Doppler：二尖瓣口舒张期血流频谱E/A<1。各瓣膜未见异常血流信号。

超声提示:

左房稍大
升主动脉正常上限

---

检查者: _____ 审核者: _____ 报告日期: 2022-03-09 08:08:52

*此报告仅供临床参考

## 二、异常的心脏超声情况

心脏超声的结论报告是心脏超声医生根据超声心动图对心脏情况做出的初步诊断，需要我们重点关注。

常见的异常情况如下。

• 心房或心室的扩大：提示出现了心脏的扩大。

• 瓣膜反流、狭窄等：提示心脏瓣膜出现了反流、关闭不全、狭窄、钙化及增厚等病变。

• 心室舒张、收缩功能的减低：常提示可能出现了心力衰竭。

• 室壁运动的异常：提示出现了心肌运动的异常，可能是由于心肌病变、心肌梗死等疾病所致。

• 心包积液。

093

### 小贴士

心脏超声报告的结论需要在心内科专业医师结合患者其他情况，如病史、查体、血液检查结果的情况下，做出专业的判断，为心脏疾病的诊治指明道路。

## 第四节　与心脏疾病相关的其他影像学检查

### 一、X 线及 CT

在临床中，最常见的影像学检查就是 X 线及 CT 的检查。X 线及 CT 对判断心脏疾病、呼吸系统疾病具有重要价值。

X 线及胸部 CT 检查经济简便、应用广泛、整体感强，是心脏、胸部疾病诊断的基本方法，可大致明确胸部是正常的还是异常的；用于随访复查可对心脏、肺部病变进行动态观察或判断疗效，了解病变的复发情况；用于健康查体还可早期发现症状不明显的某些疾病，如肺大疱、肺部结节、肺癌等。然而，X 线检查对肺内细微病灶或隐匿性病灶易漏诊，对病变的定位及定性诊断也有一定困难。胸部 CT 平扫、增强 CT 可对细微病灶、隐匿性病灶的定位与定性做进一步的诊断。

下图是一张典型的胸部 CT 报告单。在心脏方面，"心影增大"等描述提示了可能出现了心包积液、

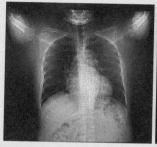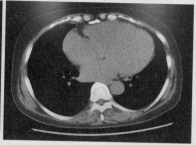

# CT 检 查 诊 断 报 告

检查日期：2022/9/30

病人号：

| 姓名 | | 性别 男 | 年龄 64 岁 | 床号 |
|---|---|---|---|---|
| 科室 心脏科 | | | 病区 A9西病区 | 病案号 |
| 临床诊断 慢性心力衰竭/ | | | | 放射编号 |

**部位及所见：**

胸部CT平扫

双侧胸廓对称，双肺条索及结节影，结节较大者位于左肺上叶，大小约5mm，右肺下叶后基底段斑片影。气管及段以上支气管通畅，双侧胸膜未见明显增厚。纵隔内未见明显肿大淋巴结影。心脏增大，心包及两侧胸腔内积液。

**CT诊断：**

双肺条索，右肺下叶少许渗出可能。

双肺结节，建议随访。

心脏增大，心包及双侧胸腔积液。

诊断医师：　　　　审核医师：　　　　报告日期：2022/10/6 08:04:59

心脏扩大等疾病。"肺条索影""肺部结节""肺部阴影"等可提示良性或恶性的结节、肿瘤，或者感染等。如有以上影像学提示或诊断，需要根据专业医师的意见，考虑进一步检查或定期复查。

## 二、冠状动脉 CT 造影

冠状动脉 CT 造影（CTA）是评估冠状动脉粥样硬化的有效的无创成像方法，是筛查和诊断冠心病的重要手段。

CTA 在观察心脏结构、心肌、心包和大血管改变方面具有重要的意义，对于诊断冠状动脉粥样硬化、冠状动脉狭窄、急性冠脉综合征等心脏疾病具有重要诊断价值。

CTA 通常会对心脏冠状动脉的前降支、回旋支、右冠状动脉进行评估，如果有狭窄程度过大、钙化、斑块等异常，可结合患者临床症状考虑进一步的治疗和处理，例如通过介入的方法进行手术处理。

# 冠状动脉 CTA 检查诊断报告

检查日期: 2/25/2022　　　　　　　　　　　　病人号:

| 姓名 | | 性别 女 | 年龄 52 岁 | 床号 |
| --- | --- | --- | --- | --- |
| 科室 | (北区)心内科(B栋) | | 病区 (北区)心内科病区(B栋) | 病案号 |
| 临床诊断 高血压/......................... | | | | 放射编号 |

## 部位及所见:

### 冠状动脉CTA+钙化积分

**左主干:** 　钙化斑（），混合性斑块（），非钙化斑块（），未见明显狭窄（√）；狭窄程度
（%）：<25（），25-49（），50-69（），70-99（）。

**前降支近段:** 钙化斑（），混合性斑块（），非钙化斑块（），未见明显狭窄（√）；狭窄程度
（%）：<25（），25-49（），50-69（），70-99（）。

**前降支中远段:** 钙化斑（），混合性斑块（），非钙化斑块（），未见明显狭窄（√）；狭窄程度
（%）：<25（），25-49（），50-69（），70-99（）。

**前降支对角支:** 钙化斑（），混合性斑块（），非钙化斑块（），未见明显狭窄（√）；狭窄程度
（%）：<25（），25-49（），50-69（），70-99（）。

**回旋支近段:** 　钙化斑（），混合性斑块（），非钙化斑块（），未见明显狭窄（√）；狭窄程度
（%）：<25（），25-49（），50-69（），70-99（）。

**回旋支中远段:** 钙化斑（），混合性斑块（），非钙化斑块（），未见明显狭窄（√）；狭窄程度
（%）：<25（），25-49（），50-69（），70-99（）。

**回旋支钝缘支:** 钙化斑（），混合性斑块（），非钙化斑块（），未见明显狭窄（√）；狭窄程度
（%）：<25（），25-49（），50-69（），70-99（）。

**右冠脉近段:** 　钙化斑（），混合性斑块（），非钙化斑块（），未见明显狭窄（√）；狭窄程度
（%）：<25（），25-49（），50-69（），70-99（）。

**右冠脉中远段:** 钙化斑（），混合性斑块（），非钙化斑块（），未见明显狭窄（√）；狭窄程度
（%）：<25（），25-49（），50-69（），70-99（）。

**冠状动脉起源:** 正常（√），异常（）

**冠状动脉分布:** 右优势型（√），左优势型（），均衡型（）

**备注:** 　　LAD局部局部肌桥形成。钙化积分为0。

## CT诊断:

冠状动脉未见明确有意义狭窄。
前降支中段肌桥可能。

诊断医师:　　　　审核医师:　　　　报告日期:2/27/2022 8:25:40 AM

## 📋 心脏科医生问诊室

问：大夫，我每次检查抽这么多血，会抽成贫血吗？

答：不会的。我们体内有4000～5000ml的血液，丢失300～400ml的血液会使血红蛋白下降1g/dl，而用于检验的每管血不会超4ml，因此，不可能因为抽血而导致贫血。如果发现贫血，则需要进一步明确贫血的原因并给予相应的治疗。

问：我本来就心肌缺血，抽完血会加重心肌缺血吗？

答：检验检查所抽的血液仅占全身血液0.1%左右，因此，并不会影响心肌的供血，更不会加重心肌缺血。实际上，心肌缺血是指心脏血管，即冠状动脉狭窄或堵塞后，不能供给心脏足够的血液。所以，抽血跟心肌缺血没有直接关系，抽完血也不会加重心肌缺血。

问：为什么要抽我好几管血，一管血不行吗?

答：因为检验内容不同，所需检测的血液成分不同、检测方法不同，因此一管血只能检测一类项目。我们在医院看到的不同颜色的采血管，也代表着采血管内的成分不同。如血常规常用紫色的采血管，里面含有抗凝剂，对血液凝集、细胞形态影响小；包含肝功能、肾功能、血脂的生化检查常用黄色的采血管，里面加有惰性分离胶，可以帮助分离血液中的血清和血细胞。

# 第4章
# 医生最知你的心

面对心脏急危重症，医生无疑是最懂你的"知心"人。"了解身体症状，危重时刻及时就医"，是身体出现问题时，医生最想对你说的知心话。

## 第一节　去医院就诊应如何准备

您知道到医院看病之前的必要准备吗？下面我们来说一说一些注意事项，希望能帮您拥有一个更高效而舒适的就诊体验。

### 一、选择合适的医院

如果您已经具有相当的医学知识，您可以根据自己的病情来选择医院。

社区医院和二级医院：一般社区医院和二级医院都非常安静，去看病取药会很舒适。如果病情不重或是最近情况无明显变化，建议您首先去社区医院或者邻近的二级医院就诊，至少可以获得相应的医学建议和转诊建议。

三甲医院：如果选择三级甲等医院看病，一般来说挂号相对困难，尤其是普通门诊之外的特殊门诊。如果是外地患者到另一个城市看病，而且要看某个特定的专家，建议提前在网上通过各种途径预约挂号，免得到了以后挂不上号。

## 二、急诊还是门诊

通常来说，急诊是给紧急需要救治的患者准备的，门诊则是给不那么紧急的患者准备的。

实际生活中，根据自己的不适严重程度，大部分人都能明白应该要去急诊还是心内科门诊。

**不是急症，尽量不要挂急诊。**

不要仅仅因为自己或家属白天上班，不好请假，而在晚上去看急诊。急诊的设置是为了使患者在短时间内脱离危险，因此配备的药品都是应急的、速效的，配备的检查手段也是基本的、能够快速做出判断的。

所以，如果得的是不那么紧急的病，甚至是慢性病，其实在急诊得不到最好的药物，也不能完成最适当的检验检查，并且不会有很好的诊断效果。身体是自己的，不要为了不请假而放弃了给自己最佳诊断和治疗的机会，却又侵占了分配给急症患者的医疗资源。

## 三、看门诊的时间

### 1. 时间段选择有"窍门"

一般来说周一上午病人比较多，不建议选择这个时间段。通常上午看病的人多，下午少，周一多，周五少。另外以上时间仅作为推荐，如果您请假时间有限，或预约的是专家号、特需号等医生出诊时间有限定的则另当别论。

刮风下雨其实是看病的最佳时机，雨越大，人越少。除身体不好或腿脚不便的人外，其实，天气对许多人的出行并没有太大影响，如果您工作很忙，需要在短时间内看个病，然后赶紧回去上班，最好是在下雨的天气去看病。

去门诊当天，安排好病假当天的事务，如请好病假，安排好当日的工作。最好能够找个比您更健康的伙伴陪同您去看病。

### 2. 一天有两个时间段，最好不要挂号

不要在上午 11 点以后，或者下午 4 点以后才去医院挂号。因为没有号了，或者虽然看了医生，但是到

需要做检查的时候，已经过了下班时间，其他科室已经没人了。

## 四、看病前的准备

准备就诊用品：带上信用卡和足够的现金，有些医院不支持刷卡。带好身份证、社保卡、医疗蓝本、退休证、离休证、医院的就诊卡等一切跟医保可能有关系的东西。

准备病例相关资料。

### 1. 请在看病之前，回顾一下您的病史

从什么时候开始发病？发病的时候自己有什么感觉？其中最难受的不适持续时间和伴随的不适。如果有时间，请用纸笔写下来。

### 2. 回顾一下自己既往是否已经诊断了什么疾病

回忆一下曾经接受过的治疗、正在使用的药物和它们的商品名称。如果您还能找到药物的说明书或者空的药瓶或者剩余的药物，请带上它们。

### 3. 回想一下是否对药物过敏

药物过敏史对于医生非常重要。如果您在以前

用某种药物出现过严重的不良反应，请记录下来，请医生在您最常用的病历封面上写下过敏的药物名称。

### 4. 是否有家族病史

家里人是否得过什么值得关注的疾病？如冠心病、心肌梗死、脑梗死等。

### 5. 准备好病历记录

带齐以前的病历记录，曾经做过的检验检查结果。每次看过病后，也请收好所有的检查结果和病历，有些检查结果是由热敏打印的，时间久了容易褪色，最好复印一份保存。

有些结果是电子版本，如果提示有什么异常也请最好打印出来。

特别提醒：不要自己判断哪些资料有用，最好按检验结果和检查结果分类后再按时间顺序排好，装在单独的文件袋中，每次看病都带上，离开门诊时也记得都带回去。

## 五、怎样与医生交流

虽然很少，但是确实有一些患者到医生面前，一句话不说，手一伸或者脸一挺，要医生先猜出他的主要症状和不舒服，说对了以后，他才继续看病。这种做法十分不可取，事实上，无论中医西医，医患良好沟通，医生才能更好地了解病情。

正确交流应该这样做。

· 陈述病史：在陈述您的病史时，请跟着医生提问的节奏走。尽量用事实陈述，如"我眼睛红""我发热最高到39℃""我嗓子疼"，而非判断陈述，如"我眼睛发炎了""我发热很高""我上火了"，以便医生更准确地判断。

· 描述病情和感受：对于您的感受，请按照不舒服发生的感觉或者表现，以及它们发生的时间来描述。"心慌3天"是非常好的描述，而"心慌有一段时间了"则没有给医生提供足够的信息。建议慢性病请精确到年或者月，比如"运动后胸闷5年"；近1～2年发病的，请精确到月，比如"头晕6个月"；近1个月内发病的，请精确到日，比如"头晕3天"。急性病请精确到小时，比如"胸痛1小时"。如果您能用数字描述您的病情，请尽可能告诉医生数字。

比如，"这个星期我的血糖最高到过 13"，而非仅仅说"这个星期我的血糖很高"。

- 不要打断医生的诊疗思路：如果医生提问完了，但您仍有一些想要描述的症状没有表达，请尽量不要在中途打断医生，可以在最后补充陈述，以防打断医生的诊疗思路，提供过多干扰信息。在陈述完毕后，由医生来判断这些信息是否重要。

- 提问前列个清单：如果有其他想要知道的问题，也最好事先列好清单。并在与医生交流时让医生知道您想了解多少信息。直接告诉医生您想了解多少信息、哪类信息，请他们根据您的需要做出相应的调整。

- 准备好纸笔，沟通过程中记录容易遗忘的重要信息：

拿到处方时，回顾一下，要确保自己知道以下信息，如药物的名称，为什么开这种药，服用这种药的时间、剂量，多久才停止服用这种药，服药期间有无禁忌，服用这种药物可能会产生哪些不良反应，如果出现这些不良反应您应该如何处理等。

• 对用药有质疑，请及时跟医生沟通：如果您不愿意服用医生开具的某种特定药，离开医生办公室前一定要说清楚。有时候，哪怕最不经意的非处方类制剂都可能对处方用药产生逆反作用。

通过与医生交谈，您应该能够做出自己和医生都满意的用药选择。

如果"囊中羞涩"，不要不好意思，请直接跟医生说，相信很多医生在情况允许范围内会为您选择相对便宜的药品和治疗。不过，相对便宜的药物同时也意味着疗效和不良反应的不同。

另外，由于医保限制，很多药物开立的最长疗程也有所限制，可以和医生说帮您开医保允许范围内的最长疗程，但如果没有达到您的预期，请不要坚持和医生辩驳。请相信，如果情况允许，医生一般都会为患者着想，也想为患者带来最大的便利。

一般情况下，医生在与您交流的过程中会向您解释他所做出的处置的原因。如果对检查和治疗还有自己的看法和疑问，请及时向医生询问并了解清楚，不要离开后因为对门诊处置不满意而不遵医嘱，以致最后延误病情。

最后，离开前可以用自己的话总结一下吃药或是检验检查的重点和注意事项。例如，离开医生的办公室之前，复述一下："您今天建议的是，我应该……"确保自己正确理解了医生的意思。如果对病情、治疗方案或药物还有什么误解，医生就可以及时有针对性地帮助您纠正。

## 六、调节自己的情绪

患病不是一件愉快的事情。事实上，去医院看病，并不能保证一定能够彻底治好。相当多的疾病是不能够消除病因的，如常见的高血压、糖尿病、冠心病、心力衰竭。现在的医学也无法彻底解决这些问题，您能够在医生这里找到的不一定是战胜疾病的方法，大多只是尽可能延缓疾病进展的方法。

新闻或者报纸上出现的某个疾病的治疗"希望"，并不等于在医院就真正可以给您用上。医学是非常保守的学科，一种治疗方法要经过几年、十几年甚至几十年的研究才能确定下来，一种新药上市至少要经过 10 年的试验和审批才能够进入医院的药房。即使是经过那么多年的研究确定下来的治疗方案，仍然不可能百分百地保证治好您的疾病。

与您的医生合作，共同对抗您的疾病。如果能战胜疾病，就借助医生的力量一起战胜它，如果不能战胜疾病，那么就从医生那里学会如何与自己的疾病共存。

## 第二节 怎么吃药，一次讲清楚

**服药的注意事项：一言以概之，遵医嘱！**

### 一、药物剂量

如果感觉自己的服药剂量可能需要改变，千万不要自行随意调整，正确的做法应当是前往医院挂号咨询。

## （一）抗凝血药漏服、错服了怎么办？

我们梳理了抗凝血药漏服、错服的处理措施，可参看下表。

抗凝血药漏服、错服的处理措施

| 错　误 | | 处理措施 |
|---|---|---|
| 漏服 | 1 日 1 次 | 漏服≤12 小时：立即补服 |
| | | 漏服＞12 小时：直接跳过本次剂量，按照医嘱照常 1 日 1 次 |
| | 1 日 2 次 | 漏服≤6 小时，补服 |
| | | 漏服＞6 小时，直接跳过本次剂量，按照医嘱照常 1 日 2 次服用 |
| 双倍剂量 | 1 日 1 次 | 次日正常服用 |
| | 1 日 2 次 | 停用当日剂量，次日按原计划服用 |
| 忘了是否吃过 | 1 日 1 次 | 如果血栓风险高( $CHA_2DS_2$–VASc*≥3 )，可考虑服用 1 片，然后按计划的剂量方案进行服用 |
| | 1 日 2 次 | 不补当次剂量，下一次按原计划服用（例如间隔 12 小时） |

## （二）降压药漏服了怎么办

如果平时服用的是长效降压药（即仅需每天早上服用一次的药物），如氨氯地平、硝苯地平控释片、替米沙坦、培哚普利等。此类药物通常半衰期较长，在体内代谢缓慢，在服药后的48小时甚至72小时内，血液中的药物还能维持一定的浓度，偶尔漏服一次时，体内残留的药物水平仍然较高且变化不大，血压仍可控制在一定范围内，这种情况下只要记住下次按时服药即可，不必加服。如果漏服时间超过72小时，并且血压升高幅度较大，则应加服一次短效降压药如硝苯地平缓释片，之后按正常周期服药。

如果平时服用的是短效降压药（即每天服用2～3次的药物），如硝苯地平缓释片、尼群地平、卡托普利等，短效降压药虽然起效快，但是作用消失也比较快，一般维持的时间在5～8小时，容易出现血压波动的现象。常用的短效降压药若漏服往往会造成血压升高，尤其是在白天紧张的生活和工作节奏影响下，血压波动较大。若漏服时间大于两次用药间隔的一半，则须立即补服，并适当推迟下次服药的时间。

## 二、服药时间

### （一）降压药

对于高血压患者，晨起睁眼第一件事就应当是服用降压药，有些患者可能下午或晚间也需要服药。

### （二）降脂药

他汀类的降胆固醇药物大部分应当在晚餐后或睡前服用，但阿托伐他汀和瑞舒伐他汀可以在一天中的任意时间服用。血脂康的主要成分其实也是他汀，如果服药频次为 1 日 2 次，则应在早晚餐后服用；如果服药频次为 1 日 1 次，则应在晚餐后服用。普罗布考应在早晚餐时服用。贝特类的降甘油三酯药物同样应与餐同服。

## 三、用药方案的调整

就降压药、降脂药、利尿药、抗凝血药或改善冠状动脉微循环和心脏重构等的药物而言，当药物的治疗作用没有达成预期的目标，如血压、血脂控制不达标，水肿症状没有改善，劳累后仍时常发作心绞痛等；或是出现了不同程度的不良反应，如刺激性干咳、肝脏转氨酶水平升高幅度较大、牙龈出血等，应当及时前往医院复诊，在专科医师的指导下调整用药方案。

## 四、吃药还得管住嘴

心血管疾病药物不宜与柚子（包括西柚、葡萄柚）类水果同服。

柚子类水果中含有呋喃豆香素、柚皮素、佛手柑素等活性成分，能够抑制人体内的代谢酶（主要是 UGT1A3 或 UGT2B7）的活性。UGT1A3 酶参与了许多芳烃、碳氢化合物、胺、非甾体抗炎药及他汀类药物等的代谢消除；UGT2B7 酶是参与药物葡萄糖醛酸化反应最多的酶，包括抗癌药物、吉非贝齐等，还可以结合很多内源性物质，如胆汁酸、雄激素、雌激素等。当某些通过 UGT1A3 酶或 UGT2B7 酶代谢的药物与柚子同服时，可能会影响药物的代谢及排泄，引起血药浓度的变化，药效随之改变，导致不良反应加重，甚至出现中毒或产生未知的临床后果。

服用降压药的时候食用柚子：柚子本身含有丰富的钾元素，具有降压作用，加上其还能够使降压药物的血药浓度增加，因此服药期间食用柚子相当于加大药量，可能导致血压骤降，使患者出现不适，轻者出现头晕、心慌、乏力，严重的还可能诱发心绞痛、心肌梗死或脑卒中。

服用降脂药的时候食用柚子：柚子可抑制代谢他汀类药物的代谢酶，辛伐他汀等与柚子同服，会导致药物在体内蓄积，增加肝损伤概率、横纹肌溶解等不良反应的发生风险，甚至可能引起肾衰竭。

## 五、膳食补充剂和保健品

膳食补充剂是对于某些无法均衡饮食或有特殊营养需求人群的必要和有益补充。

使用膳食营养补充剂的基本原则有两个。

· 要有循证医学证据支持，即遵从相关医学指南或专家共识的建议。

· 缺什么补什么，缺多少补多少，要评估膳食情况和特殊需要，不可过量也不可盲目滥用。理论上，在使用膳食营养补充剂之前，要咨询营养专业人员（营养师、营养专家或医生）。

对于心脏病患者而言，是否适宜服用膳食补充剂和保健品，一定要咨询自己的专科医师，在确有需求，且不会影响自己常规药物应用的前提下，在医师的指导下适量服用。

## 第三节　复诊那些事儿

### 一、多长时间复诊一次合适

如果是因心血管系统疾病第一次前往心内科就诊，或是新近调整了用药方案，那么复诊应当频繁一些，时间间隔在半个月到一个月之间较为合适。如果用药方案已较为稳妥合适，疗效显著，不良反应轻微，那么三个月到半年甚至一年复诊一次即可。

### 二、复诊如何挂号

在上一次看诊之时即要求医生预约复诊号，或是通过互联网挂号、现场挂号均可。

### 三、复诊前需要做哪些准备

#### （一）病历资料

近期在各家各级医院就诊的所有的病历资料，包括病历本、住院病历复印件、检查和检验报告单等。

## （二）记录自身用药依从性和基本情况

例如，有高血压病的患者，应当日常规律记录自己每日上午、午后及晚间的血压和心率，以供医生参考患者的血压控制情况。

在出现心血管疾病相关症状发作的时候，应当及时记录发作前后的情绪、饮食、活动情况和自身感受，以便反馈给医生之时能提供更详尽的信息。

## （三）自身准备

放松心情，穿着宽松舒适的衣物（以便医生听诊或其他可能的检查需要）。如果当日复诊有抽血化验的计划，可以早间空腹抵达医院，同时准备一些饼干、糖块或电解质饮料等以备不时之需。

## 四、心血管病患者复诊应该注意什么

## （一）心衰患者的复诊

心力衰竭患者去医院做复诊主要是了解患者的气喘及胸闷，根据心率以及血压来调整药物的用量，应该慢慢地增加剂量来达到目标。另外也需要查一下电解质，看看是否因为使用了利尿药而电解质紊乱，刚开始要每个月做一次，等病情平稳之后3个月复查一次。

### (二) 冠心病患者的复诊

冠心病患者的血压必须要控制在140/90mmHg以下，心率要求控制在每分钟60次左右，这样才能够控制病情的发展。同时要询问患者是否出现了心绞痛的情况，根据病情来调整药物。另外要控制坏胆固醇的浓度，因为坏胆固醇是引起冠心病的主要因素，同时要检验血常规、肝功能、血脂及血糖，看看是否因为药物而引起血常规及肝功能的异常，每个月要做一次复诊。

### (三) 高血压患者的复诊

了解患者控制血压的情况，患者要动态监测血压，这样才能够了解血压的波动。另外要了解患者有没有出现药物不良反应，根据患者的实际情况选择最好的降压药物，刚开始每 15 天做一次检查，等血压控制平稳之后，3 个月做一次。

（四）心律失常患者的复诊

了解患者对心律及心率的控制，通过动态心电图的方式来检查，另外要检查患者服用华法林的情况，看看是否出现了脑出血的致命风险，刚开始每周检测一次，等平稳之后每 3 个月检测一次。

（五）起搏器手术后的复诊

做了起搏器手术之后应该每 6 个月去医院做一次检查，这样能够了解到起搏器工作的情况，感知功能是否处于正常状态，感知是否过度以及起搏器的工作是否适合于患者。

心血管患者出院之后要定期做复查，千万不能小觑，对于高血脂的人群来说，每个月都要复查一次血脂，等病情平稳之后，每 3 个月复查一次。同时也要检测肝功能，因为一些降血脂的药物会给肝脏带来严重的损害。

## 第四节 为什么要住院治疗

### 一、什么情况下需要住院

心血管疾病作为一种慢性疾病，需要患者长期服用药物，定期门诊随诊，但心血管疾病病情变化快，有随时需要就医诊治的可能，那么作为心血管病患者，如何分辨病情变化情况，以及应在何种情况下选择住院就医进一步规范诊疗呢？

#### （一）冠心病

明确诊断为冠心病的患者，若出现胸痛、胸闷等不适，甚至大汗淋漓、面色苍白等症状，且发作频率较前明显频繁，每次持续时间延长，含服硝酸甘油未缓解等反复发作、程度逐渐加重的情况时，可能存在冠状动脉病变加重，需要到心内科进一步住院诊疗。

## （二）心力衰竭

心衰患者在家坚持吃药，如果出现呼吸困难、夜间不能平卧、气短加重，尿量减少、水肿加重、脚背发亮等现象，增加少量利尿药不能缓解，可能出现心力衰竭急性加重，需要患者引起重视，及时住院治疗。

## （三）心律失常

正常心率在 60～100 次 / 分，若心率过快或过慢，且出现头晕、黑矇、心悸、胸闷、气短、晕厥等不适，影响血压变化，需要及时住院治疗。

## （四）高血压

高血压患者出现血压不稳定、血压突然升高和显著升高，尤其是收缩压≥180mmHg，舒张压≥120mmHg，或者血压较之平常升高，并伴有面色苍白、烦躁不安、多汗、心率增快等明显的不适症状，需要及时到心内科住院治疗。

（五）安装起搏器

安装起搏器患者若出现电池耗竭、起搏器工作异常（如植入起搏器后自测心率多次明显＜60次／分），出现心衰症状（见"心力衰竭"所述），出现 ICD 放电等情况也需要及时住院处理。

（六）合并高脂血症

心血管合并高脂血症的患者需要定期抽血检测血脂情况，若甘油三酯超过 5.6mmol/L，这属于甘油三酯重度升高，有发生急性胰腺炎的风险，需要及时到内分泌科或者心内科治疗，尽快进行降低甘油三酯治疗。

（七）合并糖尿病

心血管合并糖尿病的患者若血糖监测异常，如较之平时异常升高或血糖波动大，改善生活方式同时吃药治疗后无效，可以考虑到内分泌科就医调整血糖。对于那些血糖异常升高，甚至有发生糖尿病酮症酸中毒风险的患者来说，很有可能需要及时住院治疗。

## （八）心肌梗死急性发作

若出现反复心绞痛、胸闷、气短、劳累，以及胃部持续不适（与以往胃痛有差别）、牙痛、不典型的腹痛伴随出汗、突然发生的手臂麻木等不典型症状，可能是心肌梗死前兆，应尽快到心内科就诊，必要时做冠状动脉 CT 或者做冠状动脉造影看看血管是否出现狭窄。

若出现剧烈且持续的胸前区疼痛，伴随手臂、左肩、背部、颈部、下颌或胃部疼痛不适，头晕或晕厥，突发大汗、恶心、气促、心悸（心脏沉重感），有窒息感，此时可能为心肌梗死急性发作，应立即拨打 120，停止一切活动要保持呼吸通畅，有条件可以吸氧，尽量保持情绪平缓。即便无法判断情况，也不要犹豫，直接叫救护车，时间就是生命，必须及时住院治疗。

**小贴士**

疫情期间的特别提醒

• 避免乘坐公共交通工具前往医院，可选择乘坐私家车或出租车。减少长途奔波，就近选择能满足需求的、门诊量较少的医疗机构。

• 尽量减少陪同人员数量，应全程佩戴医用外科口罩或 N95 口罩，避免医院内交叉感染。

• 尽可能避开发热门诊、急诊等诊室。

## 二、医患配合，达到最佳诊疗效果

对于许多心脏病患者来说，去医院就诊完全属于一种盲目的心态，只知道完全听取医生的述说，缺少主动的阐述疾病的症状和了解疾病的具体情况，下面给大家一些诊疗时的建议。

### （一）选择合适就诊时间

有症状应该及时到医院看病。症状很重时应该打120，到急诊就诊，自己忍着胸痛坚持去是有危险的，也耽误了急诊处理的时间。症状不重，可以自行就诊，不要拖着不看，误以为挺一下就好了，有人挺着却发生了心肌梗死，后悔莫及。

## （二）就诊前准备

前一天好好休息，不吃大餐，当天早上最好不进食，因为做血液检查时吃饭影响结果，心脏病患者常需要检查空腹的血脂、血糖、心肌酶谱、血凝指标等。检查前不要运动，运动也会影响检查结果，如血液酶谱变化。

127

## （三）既往检验检查结果

带好以前的各种检查结果（心电图、检验单、影像学片子等），到医院给医生做参考。很多检查是可以互相参考的，一些变化慢的项目，如近期做的心脏超声、胸部 X 线片，同级医院可以互相承认，这样可以节省时间和费用。一般医生只对有疑问的项目再做复查。有时新检查和旧检查结果对比看有利于鉴别诊断或判定病情。

（四）陈述病史

发病时的症状、伴发的症状、可能的诱因、缓解方式、既往用药情况、药物效果和不良反应。

（五）配合医生检查

医生需要查体、安排检查，最好服从，不要拒绝，因为缺少了检查项目可能遗漏重要病情指标，出现误诊。

（六）保持良好依从性

对医生的建议要认真听，服从生活建议，记住和执行用药处方。不要自行停药、改药。及时向医生反馈治疗效果，必要时调整用药。有时，降压药物需要一周时间来发挥最好的效果，如果还没有达到最好的治疗效果，患者自己更换药物，就延误了治疗。

（七）保持良好就诊心情，维护良好就诊秩序

现在大医院就诊人多，容易引起患者和家属的

急躁情绪，如果有人拥挤和加塞，甚至引起纠纷。其实，就诊最需要心情安静，换位思考，大家都按部就班看病，医生更可以省去维持秩序的时间，保证看病更快更好。有的患者在候诊室大声交谈，室内噪声影响医生看病听诊的质量，所以，建议患者和家属安静候诊，给医生一个安静的看病环境。方便别人也是方便自己。

总之，当自己患有心脏病时，不要急躁或者悲观，积极地去面对，合理地听取医生的建议，以药物来辅助治疗，那样的话心脏病就不可怕。

## 三、心血管病保守治疗的注意事项

心血管疾病主要包括冠心病、心力衰竭、心律失常、高血压、高血脂等疾病，其治疗常分为药物治疗与非药物治疗，心血管疾病作为一类慢性病，大多数患者常采用保守治疗，联合用药、长期服药。那么在长期服药的保守治疗过程中，需要我们关注什么注意事项呢？

（一）服药注意事项

心血管病患者常需要服用扩血管、降压、降脂、抗凝、抑制血小板聚集、稳定心率，合并心力衰竭患者还应注意利尿、抗感染治疗，合并急性心肌梗死应溶栓治疗。

**1. 降压药**

降压药物主要有 6 大类，包括利尿药、β 受体拮抗药、钙通道阻滞药、血管紧张素转换酶抑制药（ACEI）、血管紧张素 Ⅱ 受体阻滞药、α 受体阻滞药，根据不同的病情联合用药。

用药注意事项如下。

(1) 尽量选用一天只需服用一次的长效药物以保持 24 小时血压平稳，应在晨起即服药，避免上午 8—9 点血压明显上升时服用。

(2) 监测血压情况，年轻人、中年人血压应控制在 135/85mmHg 以下，老年人控制在 140/90mmHg 以下，合并糖尿病的高血压患者控制在 130/80mmHg 以下，合并肾脏损害或有蛋白尿的高血压患者血压控制在 125/75mmHg 以下。

(3) 高血压的治疗是终生的，即使血压控制在了理想的范围内，降压治疗也不可停止，严格遵守医嘱服药，血压波动时即时就诊调整降压方案。

**2. 硝酸酯类药物**

硝酸酯类是治疗冠心病的基本药物。

长期服用硝酸酯类药物的用药注意事项如下。

(1) 长期反复应用可产生耐药性而降低效力，停用 10 小时以上，可恢复药效。

(2) 应避免骤然停用，防止出现反跳性冠状动脉痉挛，使心肌缺血恶化，造成严重后果。

(3) 注意药物有效期，每 3 个月更新换药一次，硝酸甘油片应保存在原有药瓶或密封、干燥、不透光的容器中随身携带。

(4) 含服硝酸甘油时常有舌尖烧灼感，若无烧灼感，应注意药物失效的可能。

(5) 胸痛发作时，硝酸甘油舌下含服，若 3～5 分钟胸痛无缓解，可追加 1 片，若连续 3 片无效，应立即就诊，防止可能发生的急性心肌梗死。

### 3. 降脂药

降脂药有他汀类、贝特类和烟酸类，他汀类主要降低 LDL-C，贝特类和烟酸类主要降低甘油三酯。

用药注意事项如下。

(1) 降脂药物的主要潜在不良反应是肝功能损害，主要表现为血清转氨酶（GPT）升高，服用期间注意定期复查肝肾功能。

(2) 严格遵守医嘱服药，保健品如深海鱼油、山楂制剂、藻酸双酯钠、绞股蓝片等不可替代降脂药。

(3) 非诺贝特与阿托伐他汀钙同属降血脂药物，均有潜在的损伤肝功能的危险，联合服用时可采取错峰服药方式，如非诺贝特在早晨服用，阿托伐他汀钙在晚上服用。

### 4. 抗凝血药

用药注意事项如下。

(1) 服用华法林药物，注意每个月检测凝血功能，关注 INR 情况。

(2) 口服新型抗凝血药时，严格密切监测出血情况的发生，如牙龈、口腔黏膜、消化道等出血。

### 5. 阿司匹林

用药注意事项如下。

(1) 注意防止损伤胃黏膜，有消化道疾病病史、65岁以上、同时服用其他抗凝血药、有幽门螺旋杆菌感染、吸烟喝酒的患者，可选阿司匹林肠溶剂型或缓释剂型，以减少不良反应的发生。

(2) 长期服用阿司匹林会让出血时间延长，需要定期观察，发现异常出血立即就医。

(3) 阿司匹林可能会诱发痛风，有高尿酸血症和痛风病史的患者要先积极治疗，再服用阿司匹林，同时监测尿酸。

(4) 服药期间，定期门诊复诊，注意监测血常规、粪常规、尿酸等指标。

### （二）生活注意事项

• 合理膳食：低胆固醇（不超过 300mg/d）饮食，避免经常食用肥肉、动物内脏等，多食用鱼肉、鸡肉、蛋白、豆制品，以及富含维生素的蔬菜、瓜果和植物蛋白，尽量以豆油、菜籽油、麻油等为食用油。

• 适当劳动和体育锻炼：活动量不宜过大，以不过多增加心脏负担、不引起不适感觉为度，老年人可每天散步 1 小时，分次进行。

• 不吸烟，控制饮酒。

• 规律生活节奏：避免过度劳累和情绪波动，注意劳逸结合，保证充足睡眠。

• 治疗相关疾病：如高血压、高脂血症、糖尿病、肥胖症、痛风及相关的内分泌疾病等。

## 就医指导

注意关注自身病情变化，有下列情况之一者，应及时就医住院治疗。

发作胸骨中段或上段后方闷痛或有紧束感或疼痛，并放射至左肩、臂部、咽部、颈部，休息或含服硝酸甘油不可缓解者。

血压、血脂、血糖升高或波动较大服药不可控者。

有突发的夜间阵发气促或夜间需端坐者。

有心电图检查异常，如 ST-T 改变、快速或缓慢心律失常、房室传导阻滞等。

运动耐力下降，如爬楼、登山等运动后有乏力、头昏、心悸等感觉者。

眩晕、记忆力减退或有一过性行走不稳者。

＞40 岁的中老年人最好每年进行一次全面体检。

## 四、做心血管手术，要注意什么

### （一）术前准备

#### 1. 心理准备

术前恐惧与焦虑在所难免，但调整好心态对手术顺利进行以及手术效果都具有重要意义。心脏手术在外科手术中属于复杂手术，风险高、时间长、对机体打击相对较大，对医务人员的技术要求高。

医生在术前会对可能出现的各种风险进行评估，准备各种预案，所以不必给自己过多心理压力。手术在全麻下进行，整个过程如同睡觉，不会有疼痛感觉。术后早期切口会有轻微疼痛，如果您感觉疼痛无法忍受，可与医务人员交流，所以不必恐惧疼痛。至于其他顾虑，您可以与管床医生交流，医生会给您详尽的答复。

### 2. 身体准备

· 戒烟、限酒：因为吸烟既可能诱发冠状动脉痉挛，也会使患者术后呼吸道分泌物增加，延缓脱离呼吸机的时间，严重干扰术后恢复。

· 遵医嘱适当进行活动，提高心肺功能。

· 呼吸功能锻炼，练习深呼吸、腹式呼吸、缩唇呼吸、有效咳嗽。

· 练习床上解大小便：由于术后2～3日不能下床活动，会因为不习惯床上大小便引起排尿、排便困难从而增加感染的风险，所以请您务必练习床上使用便器！（男患者：尿壶＋便盆；女患者：便盆）。

· 保持大便通畅、注意个人卫生：如有便秘，可以口服通便药物，以防大便时用力过度，引发心绞痛。

- 保持情绪稳定、乐观：要增强信心，配合医疗。

- 调整饮食习惯：为防止心绞痛发作，在住院期间，冠心病患者宜适当控制饮食量，不要吃得过饱。糖尿病患者注意控制摄入物及摄入量，不能随意吃零食。需进行瓣膜手术的患者，减少食用过多维生素 K 含量高的食物，如菠菜、甘蓝、莴笋、藕及动物肝脏、鱼肝油、蛋黄等，以免影响术后抗凝血药华法林的效果。

- 每天早晚刷牙，三餐后用复方氯己定含漱液漱口，保持口腔清洁。如有牙齿肿痛、皮肤疖痛、皮肤破溃等感染病灶，应立即报告医护人员，治愈后方可手术。曾有呕血、便血、牙龈出血情况，要如实报告医生，以免术后使用抗凝血药时发生出血。

- 术前练习踝泵运动及术后翻身、起床、下床活动的注意事项。

### 3. 术前一日准备

完善术前抽血，测量身高、体重，沐浴更衣，

137

配合护士完成手术区域备皮、药物皮试等。管床医生会向您及家属交代病情及签署手术知情同意书情况，您可选择参加或授权委托近亲属代为参加。摘下假牙等，交家人保管。按要求时间禁食、禁水。如术前夜晚紧张无法入睡，可告知医生，借助药物入眠。

总之，心脏手术虽然风险较大，但只要配合医护人员做好术前准备工作，放松心态，认真对待，就一定会对术后早日康复大有裨益。

（二）手术需要注意的事项（以心脏造影及支架手术为例）

手术有风险，但不必慌张。

心脏造影目前被认为是诊断冠心病的最准确标准，也是心脏支架治疗前的常规检查。其作为有创检查，存在一定风险。

### 1. 心脏造影可能的风险

• 出血或血肿：有创检查，就是要进入人体，心脏造影要通过穿刺部位放一个管，通过这个管连接外界与血管，可能会造成局部出血、全身出血、穿刺点血肿、血管痉挛、血管内壁损伤，假性动脉瘤、动静脉瘘、动脉闭塞等。

• 造影剂肾病：既然是心脏造影，就必须使用造影剂，造影剂需要经过肾脏代谢，尤其糖尿病患者、肾功能不全患者、老年人更容易出现造影剂肾病。

• 极少数的风险：导丝断裂、导管断裂、导管导丝打结等并发症。出现心绞痛发作、急性心肌梗死、急性血管痉挛、冠状动脉夹层、冠状动脉穿孔、心律失常、栓塞等。

**2. 心脏造影后的注意事项**

• 注意观察穿刺点是否有出血或血肿，如果有应立即告知医生。

• 如果从股动脉穿刺，则12小时不能活动及弯曲穿刺腿，如果是桡动脉可以适当活动。观察有无出血或血肿。

• 如果放置了支架，一定要注意观察是否有不舒服，防止支架内血栓形成，早发现早处理。

• 多喝水，加快造影剂排泄。

• 其他的就是基本心率、血压的观察，尤其支架术后更是要密切关注。

### 3. 术后处理

放置支架的患者需要长期口服阿司匹林联合氯吡格雷和他汀类等药物。动脉粥样硬化需要阿司匹林联合他汀类药物。准备行搭桥手术的患者，遵医嘱好好休息。

### 4. 心脏支架术后建议

• 多吃绿色蔬菜不会有错。绿色蔬菜对于冠心病患者，尤其是冠状动脉支架植入术的患者是非常推荐的。尤其是多吃芹菜，对于高血脂、高血压、冠心病患者都是不错的选择。芹菜富含膳食纤维，高膳食纤维能够减慢消化道对于碳水化合物的分解吸收，有利于稳定血糖，对于冠心病患者是非常适合食用的。另外，多吃洋葱也是不错的选择。洋葱也是三高的杀手，洋葱富含丰富的含氧化合物，能够降低血脂和血糖。

• 避免高胆固醇、高脂肪、过甜和辛辣刺激的食物。尤其是烧烤、夜宵，一定要少吃，病情不稳定时更是要杜绝。

· 增加新鲜无糖水果，宜食低热食品。在日常饮食方面您要控制好血糖，多吃蔬菜水果，如西红柿、橘子、黄瓜等无糖水果。另外，宜常食用植物油及维生素，多吃小米、燕麦、大麦、豆类、香菇、木耳等食物。此外，平时喝粥时，可以适当在粥里加上剁碎的蔬菜，还可以吃面条和鱼，但是千万不要食用鸡汤、鱼汤，可适当饮用低脂牛奶或者脱脂牛奶，还有鸡蛋羹等。

· 避免饮浓茶和浓咖啡，限制饮酒，不饮酒最好，病情稳定时可适当饮红酒。

在保证以上饮食的同时，还有其他的相关注意事项：适当运动，控制体重。要知道，支架手术并不是运动的禁忌证，适当运动有助于病情控制，建议术后 1 个月避免大幅度身体活动，1 个月后逐渐增加，循序渐进，以自己无胸痛等不适为宜。同时还需要积极控制体重，肥胖者（包括腹型肥胖）要注意减肥。

## 五、认真看出院事宜

### (一)心衰患者出院后应该注意什么

首先,应该严格控制液体摄入量,包括汤、茶、粥、奶、饮料、水等。保持入量和尿量平衡即可。

其次,患者心衰时胃肠道淤血没有食欲,当心衰缓解,胃肠道淤血减轻,食欲随之改善。此时也应该控制食量,七成饱即可,短期内体重增加不要超过 1 公斤。

最后,锻炼的问题也很重要。心衰患者的康复要考虑到心功能耐受情况。心肺运动仪可以制订初步方案,但要适度运动,避免劳累。

### (二)心肌梗死患者出院后应该注意什么

无论采取何种方式治疗(包括放置支架、行搭桥手术等)的心肌梗死患者,出院后的主要注意事项如下。

#### 1. 健康生活方式

永久戒烟、合理膳食、维持理想体重、规律运动、保持轻松愉快的心态等。健康生活方式是基础，尽力坚持勿放纵。情绪不佳、焦虑、抑郁者如果自己无法调节，尽早就医。

### 2. 药物治疗

若无禁忌证，出院后均应长期服用阿司匹林（有禁忌证者可用氯吡格雷代替）和他汀类药物。其他药物包括血管紧张素转化酶抑制药（不能耐受的患者可改用血管紧张素受体拮抗药）、β受体拮抗药等在医生指导下使用。如果无特殊情况，双联抗血小板治疗（阿司匹林＋氯吡格雷或替格瑞洛）至少维持1年。坚持使用他汀类药物，并使低密度脂蛋白胆固醇（LDL-C）达标，达标后仍需在医生指导下坚持服用，不应自己停药。

### 3. 控制心血管危险因素

积极控制血压达标，糖尿病患者控制血糖达标。

### 4. 定期复查

出现不适，尽早就诊。

## 第五节　心血管病患者，要做好自我管理

根据 2021 年欧洲心脏病学会（ESC）颁布的《心血管疾病预防指南》，我们为大家总结了以下心血管病预防要点，供大家参考。

### 一、控制血压

• 高血压患者的血压控制目标＜140/90mmHg，部分患者根据具体情况血压需要控制更低一些。

• 建议 18—69 岁高血压患者收缩压控制在 120～130mmHg。

• 年龄＞70 岁、正在服用降压药的患者，血压控制目标收缩压＜140mmHg，更加严格收缩压目标为＜130mmHg。

• 高血压患者舒张压目标＜80mmHg。

### 二、控制血糖

生活方式改变对于 2 型糖尿病患者至关重要。

大多数 1 型或 2 型糖尿病患者的糖化血红蛋白

目标为＜7.0%，老年人和体弱者的血糖目标可适当放宽（具体询问您的主治医生）。

## 三、控制血脂

低密度脂蛋白越低越好，应尽早干预，争取早日达到标准。

- 已有动脉粥样硬化性心血管疾病，低密度脂蛋白控制水平＜1.4mmol/L。

- 已经在服用他汀类药物并合并服用依折麦布后，LDL-C 仍然未达标，推荐联合应用 PCSK9 抑制药。

- 有动脉粥样硬化性心血管疾病或伴有其他严重靶器官损害的 2 型糖尿病患者，LDL-C 控制在＜1.4mmol/L。

- 年龄≥40 岁，心血管高危的 2 型糖尿病，LDL-C 控制在＜1.8mmol/L。

- 年龄＜70 岁、无动脉粥样硬化性心血管疾病或糖尿病，但为心血管很高危的人群，LDL-C 应该尽量控制在＜1.4mmol/L。

- 年龄＜70 岁、无动脉粥样硬化性心血管疾病或糖尿病，但为心血管高危的人群，LDL-C 应该尽量控制在＜1.8mmol/L。

## 四、抗血栓

已确诊的动脉粥样硬化性心血管疾病患者都需要服用阿司匹林以抗血小板治疗，阿司匹林不耐受者可服用氯吡格雷替代。

## 五、生活方式干预

- 建议所有成人（≥18 岁）将有氧运动（跑步、游泳等）与抗阻运动（力量、器械运动等）相结合并减少久坐时间，中等强度到剧烈的体力活动是有好处的。

- 健康的饮食可以降低心血管疾病和其他慢性疾病的风险。

- 从更多以动物为基础的食物模式转变为以植物为基础的饮食模式可能会减少心血管疾病。通过改变生活方式来达到和保持健康体重对减少危险因素（血压、血糖、血脂）有帮助，并降低脑血管疾病风险。

- 当饮食和体力活动改变效果不佳时，可考虑对大体重基数人群行减重手术；也可以考虑使用具有心血管保护作用的抗肥胖药物。

- 伴有精神障碍患者的生活方式风险急剧增加，需要治疗。心理保健可改善压力症状和生活质量，降低自杀风险。

- 戒烟可迅速降低脑血管疾病风险，预防动脉粥样化心血管疾病最有效。建议限制饮酒或戒酒，每周最多饮酒 100g（这里并没有提及啤酒/白酒）。限制糖摄入，包括含糖饮料，减少盐摄入。

## 六、防复发：康复与二级预防

对于已经获得救治的心肌梗死或脑卒中的存活者，他们是再发心血管事件的极高危人群，最重要的是二级预防，即"防止复发"。

住院期内，听取医生讲述目前的病情、治疗情况，积极配合医生给出的下一步康复方案；出院早期，患者规律复查，积极于门诊进行康复预防治疗，疗程一般在 3～6 个月，或者根据情况延续到 9 个月至 1 年；出院长期，远期门诊康复预防，维持和养成健康的运动习惯，门诊随诊，根据医生医嘱纠正危险因素等。

## 特殊情况下的心血管病患者的自我健康管理

在心血管慢病及新冠疫情双重压力下，患者应如何做到自我健康管理呢？

首先，要坚持服药，不能随意停服原用的心血管药物，如他汀类药物、β受体拮抗药、阿司匹林等，备足药品，如有状况，请及时就医。

其次，患者在疫情期间要观察心率、血压变化，注意是否出现胸痛、胸闷、气短、头晕、恶心、呕吐等症状，若出现症状，建议先远程网上咨询或通过电话咨询熟悉的医生，如果出现持续胸痛、大汗淋漓、晕厥，要马上拨打 120 寻求急救。

　　再次，要注意戒烟戒酒、低盐低脂，在保证热量摄入的基础上均衡膳食，多吃新鲜蔬菜和水果，适量多饮水，每天不少于1500ml；规律作息，每天保证睡眠时间不少于7小时；适当运动锻炼，每天抽出30分钟进行适度的有氧运动，如打太极拳、做八段锦。

　　最后，调整好自己的精神状态，在疫情期间做些自己感兴趣的事，如看书、听音乐等。生活仍在继续，科学抗疫、规律作息、积极乐观，是保证我们身心健康的重要前提。

　　同时，以下心血管疾病重点防控人群应注意监督自己的心血管健康状态。

- 高血压者。

- 高血压家族史者。

- 年龄：男性＞55岁、女性＞65岁者。

- 糖尿病者。

- 血脂异常者。

- 超重或肥胖者。

- 吸烟者。

- 过量饮酒者。

- 高钠、低钾膳食者。

- 缺乏体力活动者。

- 长期精神紧张者。

## 心脏科医生问诊室

问：为什么开这么贵的药，治疗了这么长时间，我的病还没有好？

答：首先，我们要澄清一个误区，大多数的心血管疾病如高血压，以及糖尿病、高脂血症等慢性病，在现有科学的条件下，都是很难通过用药彻底治愈的。

高血压、高血糖、高血脂实际上是人体本身心脏、血管、内分泌、代谢等多个系统、器官功能出现了异常所致，我们平时所用的降压、降糖、降脂等药物主要是为了控制异常的血压、血糖、血脂，避免其对身体带来异常的损伤。例如，长期控制不当的高血压有可能导致脑出血、主动脉夹层等多种危及生命的急重症的出现；长期升高的血糖则会大大增加冠心病、肾病、神经病变及血管病变的风险，晚期糖尿病可能导致截肢甚至危及生命。通过药物控制，我们可以很好地预防发生以上疾病的发生风险，如果药物控制得当，则不会影响我们的正常寿命。这也是我们使用药物治疗的最主要目的，而不是彻底治愈疾病。当然随着科学研究的发展，我们相信在不远的将来，医学一定可以攻克疑难杂症，研制出可以彻底治愈上述疾病的药物。

同时，疾病的管理除了药物治疗，自我健康管理也是关键，要注意良好的生活作息，控制饮食，经常适度锻炼。心血管病是长期慢性疾病，需要医患配合，互相信任，才可以达到最好的诊疗效果。

问：心衰患者出院后应该注意什么？

答：首先，应该严格控制液体摄入量，包括汤、茶、

粥、奶、饮料、水等。保持入量和尿量平衡
即可。

其次，患者心衰时因胃肠道淤血没有食欲，
当心衰缓解，胃肠道淤血减轻，食欲随之改善。
此时也应该控制食量，七成饱即可，短期内体重
增加不要超过 1 公斤。

最后，锻炼的问题也很重要。心衰患者的康
复要考虑到心功能耐受情况。心肺运动仪可以制
订初步方案，但要适度运动，避免劳累。

153

问：市面上能买到的中成药我能自己吃吗?

答：中成药是不能随便服用的，更不应自己选择与其
他心血管药物同服，多药同时使用，需要避免药
物相互作用，如果必须服用，应在医生指导下根
据病证选药。

问：我的症状缓解了，能不能停药？

答：不能突然停药，心血管病一旦突然停药，反而可能会使病情反跳，该什么时候停药，一定要听取医生的建议。

问：一种药效果不佳，我能和其他药一起吃吗？

答：不能随意联合用药，尤其是成分不清时更应谨慎，谨遵医嘱服药。

问：进口药、贵药就一定好吗？

答：不一定，类似的药物不止一种，不同方案可达到相同效果。心血管病的治疗原则是安全、有效、可持续，医生与患者沟通，根据病情与经济条件选择有效又能长期坚持的治疗方案，使患者终身受益，才是明智之选。

问：别人吃了管用的药或者方法，对我管用吗？

答：心血管病成因复杂，药物种类繁多，要依据医嘱
　　选择合理用药，别人的方案并不适用。更不要听
　　信偏方，贻误病情。

问：我该怎样监测血压？

答：正常人一天当中血压是有起伏波动，人在睡眠时
　　血压最低，静静地坐着时血压则保持平稳。紧
　　张、吸烟、谈话和饮咖啡会令血压升高，安静
　　阅读时血压则会下降。因此，要准确量度血压，
　　在量血压前一小时不应服用药物和进食，测量
　　前30分钟内禁止吸烟、饮咖啡或饮茶等，还应
　　该提前排尿，避免憋尿，膀胱胀满会令血压升
　　高。测量血压前，宜先静坐在温度适中的房内5
　　分钟，在安静的状态下，同一时间，测量同一上
　　肢，这样调整药物时比较准确。

测量建议：前往就诊前，至少连续测量5～7天，每天起床后（饭前）、睡觉前各一次。

- 刚开始高血压治疗，或者刚调整过用药剂量者，也应每日起床后（饭前）、睡觉前各测一次，直到至少连续1周血压都能稳定达标后，再减少频率。

- 血压控制得很好的患者，每周测1～2次，时间选在自己每日血压较高的时候，通常是晨起时。

- 够不上高血压诊断标准，但是血压偏高的（例如大于130/80mmHg但未到140/90mmHg，具体以专科医生现场结论为准），应每月一次测量昼夜血压，并且改善生活方式。

# 第 5 章
## 健康生活，呵护心脏

　　要想拥有一颗健康的心脏，追本溯源，还是要回到日常，回到生活，从一日三餐、健身到情绪管理，其实处处都有"妙方"可循，真心希望我们可以一同探寻和践行，让疾病或远离、或减少，或被打败，健康工作，健康生活！

## 第一节 饮食有节

民以食为天，身以食为先。想要健康的身体，最大限度地降低"三高"、心脏病等疾病的风险，饮食控制是重要且关键的。

### 一、管住嘴

我们应该如何管住嘴呢？下面一起来看一看。

根据 2016 版《中国居民膳食指南》，健康饮食应做到以下 6 点。

#### （一）食物多样，谷类为主

• 食物多样：多样化的饮食，才能做到平衡膳食。因为单一的食物，无论其富含多少营养，都不可能完全满足人体所需的全部营养素。因此，要选择多样化饮食，什么都要吃，但需要控量吃。

• 谷类为主：谷类是人体碳水化合物的主要获取来源，中医也强调"五谷为养"。谷类食物主要包括小麦、玉米、大米、小米、高粱等。谷类食物除包含丰富的碳水化合物外，还能为人体提供 B 族维生素、膳食纤维、矿物质、植物蛋白质，呵护人体功能的正常运转。

> **摄入推荐量：每日摄入谷薯类食物 250～400 克，其中全谷物和杂豆类摄入量为 50～150 克，薯类为 50～100 克。**

### （二）吃动平衡，健康体重

• 吃动平衡：食物摄入量要和身体运动量保持能量平衡。如果吃得多，动得少，就会导致热量囤积，使得体重增加。

• 健康体重：根据《WS/T 428—2013 成人体重判定》，成人的健康体重指数（BMI）为 18.5～23.9。

计算方法：体重（kg）除以身高（m）的平方。

### （三）多吃蔬果、奶类、大豆

蔬菜的每日摄入量应该保持在 300～500 克；水

果的每日摄入量应该保持在 200～350 克；大豆及坚果每日摄入量应该保持在 25～35 克。

（四）适量吃鱼、禽、蛋、瘦肉

每周鱼肉的摄入量为 280～525 克；每周畜禽肉的摄入量为 280～525 克；每周蛋类的摄入量为 280～350 克。

上述的几种蛋白质每天摄入总量要控制在 120～200 克。

（五）少盐少油，控糖限酒

少盐少油——成人每日食盐摄入量不要超过 6 克；烹调用油控制在 25～30 克。

控糖限酒——每日糖的摄入量不要超过 50 克，最好保持在 25 克以下；过量饮酒会增加心脑血管疾病的发病率，因为要控制饮酒量，所以能不喝就不喝，不得不喝的情况下，微饮一点即可。

（六）杜绝浪费，兴新"食"尚

按需选购食物，合理储存、备餐，珍惜食物，不浪费。选择新鲜食物，注意饮食卫生。

---

**小贴士**

养性之道，常欲小劳。无论年龄，饭后可考虑轻度户外有氧运动，更有益于身心健康。

适量运动，可考虑三餐后慢走等有氧运动，饮食、运动相结合，才可以最大限度地达到"饮食有节，身体健康"的目的。

161

## 二、控热量

控制总热量，遵守膳食平衡原则，每餐食物主副食均衡搭配。

每日至少三餐，定时定量，有粗有细，不咸不甜，忌油腻。

调整碳水化合物：放宽主食类的限制，每餐主副食均衡搭配，最好不要摄入单糖和双糖类食品如葡萄糖、果糖等，适量增加膳食纤维和维生素类食物，如粗粮、新鲜蔬菜等。

烹饪方式选择恰当：食物多样化，烹饪方法以蒸、煮、烧、氽、炖、凉拌、温拌、清炒为主，避免煎、炸、油淋、烤等方法。

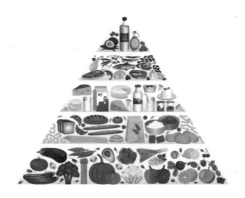

## 小贴士

每日摄入热量标准与自身身高、体重、BMI 相关，一般以 26～30kcal/（kg·d）为宜。可至专业医院营养科就诊，由医师制订专门的饮食方案。

## 三、轻味道

清淡饮食，远离"重油重盐"。

### （一）远离高脂饮食

高脂饮食导致肥胖。

高脂饮食损伤血管内皮，引起粥样硬化斑块的形成，引发高脂血症等代谢紊乱，从而诱发心血管疾病；斑块使血管管腔变细变窄，导致心肌缺血缺氧，严重时甚至导致急性心肌梗死，危及生命。

### （二）远离高盐饮食

高盐饮食会升高血压，而高血压是心血管疾病最重要的危险因素之一。因而控制高血压是降低心血管疾病发生风险的重要环节。

高盐饮食会诱导粥样硬化斑块的形成，同样极大地危害心血管健康。

## 小贴士

### 日常饮食低钠攻略

我们常说的"限盐"，是指限制摄入的"钠元素"含量。心衰患者需要控制每天钠盐的摄入量在2～3克，相当于食盐5～7.5克。不仅仅在食盐中，几乎所有种类的食物均含有钠。尽管大多数心衰患者对做饭时少加盐是有意识的，但却很少有人关注其他食品中的盐含量。因此心衰患者需要特别关注"隐形盐"的摄入。

选购食品时，我们首先要注意食物包装的大小，然后需仔细阅读营养标签上的钠含量，寻找"盐""钠""氯化钠""谷氨酸钠""盐水""腌制"等字样。尽量选择采用"低钠""减钠"或"不添加盐"的方式生产的食品，如无盐坚果。不要看"营养素参考值%"（NRV%），而是看营养成分表中的"钠"含量，每份摄入食物的钠盐含量应小于 200～300 毫克。以某品牌午餐肉为例（下图），每 100 克午餐肉中含钠 725 毫克，一罐午餐肉重 340 克，因此，这一罐午餐肉钠盐含量为 2465 毫克，即 2.465 克钠盐，相当于一天的钠盐摄入量。

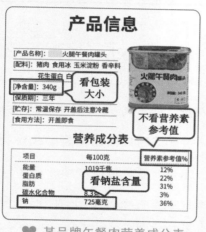

💜 某品牌午餐肉营养成分表

常见的含钠高的食品：腌制或熏制的食品，如酱菜、咸菜、香肠等；速食食品，如汉堡、比萨、调味米饭、方便面等；含钠调味品，如酱油、番茄酱、沙拉酱等（见下表）。

### 常见高钠食品

| 种类 | 常见食品举例 |
|------|------------|
| 含钠调味品 | 酱油、味精、鸡精、蚝油、豆豉、番茄酱、沙拉酱等 |
| 腌制或熏制的食品 | 酱菜、咸菜、腊肉、卤制品、香肠、腐乳等 |
| 速食食品 | 罐头、方便面、汉堡、比萨、调味米饭等 |

在家里就餐时，除了控制烹饪中使用的盐、酱油等调味料以外，可以尝试用葱、姜、蒜、胡椒粉、洋葱等天然调味料代替调味品，如用新鲜番茄调味代替番茄酱。选择清淡的烹饪方式，如蒸、煮。口味清淡，减少辣椒，因为辣味对咸味具有掩盖作用，使得患者无形之中摄入量更多的盐。少吃加工食品，选择新鲜的粗加工的食物，如选择新鲜的肉制品而非腊肉、罐头等。若条件受限必须外出就餐时，请尽量选择清淡的菜肴，必要时可在凉白开中涮一下再食用。

## 第二节　合理锻炼

### 一、多样化训练

#### （一）耐力锻炼

耐力锻炼即有氧锻炼，包括步行、慢跑、骑自行车、游泳、广场舞、球类运动等。这些运动能够持续性地在一段时间内提高心率和呼吸频率，改善心肺功能。随着耐受性的建立和提高，老年人在生活中能够逐渐并更加轻松地走得更远，适应更多日常活动，如帮助儿女抚育孙辈、外出购物等。

老年人在进行耐力锻炼之时，一定要注意量力而行，基于自己的基础活动力，随着时间逐渐增加运动强度，最好能够达成每次至少 30 分钟的中等强

中等强度有氧运动的心率 = 最大心率 ×（60%～70%）

最大心率 =220 - 年龄

167

度耐力运动，每周 3～5 次为佳。

## （二）力量训练

力量训练有助于帮助老年人提升生活自理能力，如爬楼梯和搬运杂物，也可以使用哑铃、弹力带等辅助器械帮助增加肌肉力量。

## （三）平衡性训练

平衡性训练能够帮助老年人避免跌倒这一常见问题，平衡性训练主要是一些下肢力量的练习，比如单足站立、功法锻炼等。

## （四）柔韧性训练

柔韧性训练能够使老年人的身体保持灵活，有助于在日常生活中表现得更自如。柔韧性训练包括一些上肢运动或瑜伽等。

## 小贴士

1. 一些老年人在罹患心脏疾病后不敢进行锻炼，但是规律的运动可以降低心脏疾病再次发作的风险。此时应当和自己的心内科医生沟通，制订安全有效的锻炼计划。

2. 适当的耐力运动不会导致呼吸困难到不能说话，也不会引起头晕、胸痛或胸部压迫感及胃灼热等症状。如果出现上述不适，应当立即停止活动，观察症状的变化，必要时及时就医。

3. 老年人在身体缺水的时候可能感觉不到口渴，但在进行耐力运动的时候要记得适时补充水分，尤其是在出汗的时候。充血性心力衰竭或者肾脏疾病的患者可能需要限水。如果既往就医时得到了限水的医嘱，那么一定要在增加摄水量前向医生进行咨询。

4. 相比于其他人，老年人更容易受到炎热和寒冷天气的影响。天气过热可能会引起中暑，天气过冷可能会导致低体温，这些都是非常危险的。因此，老年人在进行户外活动的时候，应当多穿几层衣服以便根据气温变化和运动情况随时穿脱。

## 二、调理身、息、心

我国 2018 年发布的《中国心脏康复与二级预防指南（2018）》提出心脏康复五大处方，运动处方是重中之重，并将中医传统功法引入运动处方。中医传统功法刚柔相济、阴阳互补，使心血管病患者通过调身、调息、调心方法使精、气、神和谐统一，达到"心全于中，形全于外"的状态。

## 八段锦（立式）

### 第一式：双手托天理三焦

此式以调理三焦为主，通过清气纳入，畅通三焦，通行水液及一身元气。

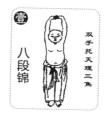

### 第二式：左右开弓似射雕

开弓对拉，振奋胸中之阳气，助心行血。

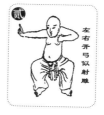

### 第三式：调理脾胃须单举

拉伸两胁，可疏泄肝胆，健运脾胃。

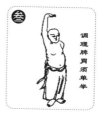

### 第四式：五劳七伤往后瞧

牵拉胸腔，刺激任脉循行线上膻中穴，宽中顺气。

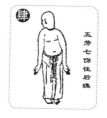

171

### 第五式：摇头摆尾去心火

摇头可刺激大椎穴，疏经泄热，配合尾闾摆动，疏通督脉和膀胱经，补充肾经经气，使肾水上行，收敛心火。

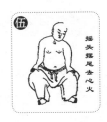

### 第六式：双手攀足固肾腰

两掌摩运腰部，温养肾脏，助肾化精。

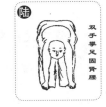

### 第七式：攢拳怒目增气力

"肝主筋，开窍于目"，本式中"怒目瞪眼"可刺激肝经，使肝血充盈、肝气调达。

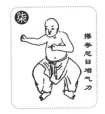

### 第八式：背后七颠百病消

通过震荡激发督脉阳气，调畅全身气血。

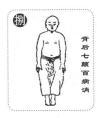

172

## 易筋经

易筋经源于我国古代中医导引术，具有强健体魄、预防疾病的作用。

### 第一势：韦驮献杵

两臂曲肘，徐徐平举至胸前成抱球势，屈腕立掌，指头向上，掌心相对（10厘米左右距离）。此动作要求肩、肘、腕在同一平面上，合呼吸酌情做8～20次。

诀曰：立身期正直，环拱手当胸，气定神皆敛，心澄貌亦恭。

### 第二势：横担降魔杵

两足分开，与肩同宽，足掌踏实，两膝微松；两手自胸前徐徐外展，至两侧平举；立掌，掌心向外；吸气时胸部扩张，臂向后挺；呼气时，指尖内翘，掌向外撑。反复进行8～20次。

诀曰：足指挂地，两手平开，心平气静，目瞪口呆。

### 第三势：掌托天门

两脚开立，足尖着地，足跟提起；双手上举高过头顶，掌心向上，两中指相距3厘米；沉肩曲肘，仰头，目观掌背。舌舐上腭，鼻息调匀。吸气时，两手用暗劲尽力上托，两腿同时用力下蹬；呼气时，全身放松，两掌向前下翻。收势时，两掌变拳，拳背向前，上肢用力将两拳缓缓收至腰部，拳心向上，脚跟着地。反复8～20次。

诀曰：掌托天门目上观，足尖着地立身端。力周腿胁浑如植，咬紧牙关不放宽，舌可生津将腭舐，鼻能调息觉心安。两拳缓缓收回处，用力还将挟重看。

### 第四势：摘星换斗势

右脚稍向右前方移步，与左脚形成斜八字，随势向左微侧；屈膝，提右脚跟，身向下沉，右虚步。右手高举伸直，掌心向下，头微右斜，双目仰视右手心；左臂曲肘，自然置于背后。吸气时，头往上顶，双肩后挺；呼气时，全身放松，再左右两侧交换姿势锻炼。连续5～10次。

诀曰：只手擎天掌覆头，更从掌内注双眸。鼻端吸气频调息，用力回收左右侔。

## 第五势：倒拽九牛尾势

右脚前跨一步，屈膝成右弓步。右手握拳，举至前上方，双目观拳；左手握拳；左臂屈肘，斜垂于背后。吸气时，两拳紧握内收，右拳收至右肩，左拳垂至背后；呼气时，两拳两臂放松还原为本势预备动作。再身体后转，成左弓步，左右手交替进行。随呼吸反复5～10次。

诀曰：两腿后伸前屈，小腹运气空松；用力在于两膀，观拳须注双瞳。

## 第六势：出爪亮翅势

两脚开立，两臂前平举，立掌，掌心向前，十指用力分开，虎口相对，两眼怒目平视前方，随势脚跟提起，以两脚尖支持体重。再两掌缓缓分开，上肢成一字样平举，立掌，掌心向外，随势脚跟着地。吸气时，两掌用暗劲伸探，手指向后翘；呼气时，臂掌放松。连续8～12次。

诀曰：挺身兼怒目，推手向当前；用力收回处，功须七次全。

### 第七势：九鬼拔马刀势

脚尖相衔，足跟分离成八字形；两臂向前成叉掌立于胸前。左手屈肘经下往后，成勾手置于身后，指尖向上；右手由肩上屈肘后伸，拉住左手指，使右手成抱颈状。足趾抓地，身体前倾，如拔刀一样。吸气时，双手用力拉紧，呼气时放松。左右交换。反复5～10次。

诀曰：侧首弯肱，抱顶及颈；自头收回，弗嫌力猛；左右相轮，身直气静。

### 第八势：三盘落地势

左脚向左横跨一步，屈膝下蹲成马步。上体挺直，两手叉腰，再屈肘翻掌向上，小臂平举如托重物状；稍停片刻，两手翻掌向下，小臂伸直放松，如放下重物状。动作随呼吸进行，吸气时，如托物状；呼气时，如放物状，反复5～10次。收功时，两脚徐徐伸直，左脚收回，两足并拢，成直立状。

诀曰：上腭坚撑舌，张眸意注牙；足开蹲似踞，手按猛如拿；两掌翻齐起，千斤重有加；瞪目兼闭口，起立足无斜。

### 第九势：青龙探爪势

两脚开立，两手成仰拳护腰。右手向左前方伸探，五指捏成勾手，上体左转。腰部自左至右转动，右手亦随之自左至右水平划圈，手划至前上方时，上体前倾，同时呼气；划至身体左侧时，上体伸直，同时吸气。左右交换，动作相反。连续5～10次。

诀曰：青龙探爪，左从右出；修士效之，掌气平实；力周肩背，围收过膝；两目平注，息调心谧。

### 第十势：卧虎扑食势

右脚向右跨一大步，屈右膝下蹲，成右弓左仆腿势；上体前倾，双手撑地，头微抬起，目注前下方。吸气时，同时两臂伸直，上体抬高并尽量前探，重心前移；呼气时，同时屈肘，胸部下落，上体后收，重心后移，蓄势待发。如此反复，随呼吸而两臂屈伸，上体起伏，前探后收，如猛虎扑食。动作连续5～10次后，换左弓右仆脚势进行，动作如前。

诀曰：两足分蹲身似倾，屈伸左右腿相更；昂头胸作探前势，偃背腰还似砥平；鼻息调元均出入，指尖著地赖支撑；降龙伏虎神仙事，学得真形也卫生。

### 第十一势：打躬势

两脚开立，脚尖内扣。双手仰掌缓缓向左右而上，用力合抱头后部，手指弹敲小脑后片刻。配合呼吸做屈体动作：吸气时，身体挺直，目向前视，头如顶物；呼气时，直膝俯身弯腰，两手用力使头探于膝间作打躬状，勿使脚跟离地。根据体力反复8～20次。

诀曰：两手齐持脑，垂腰至膝间；头惟探胯下，口更齿牙关；掩耳聪教塞，调元气自闲；舌尖还抵腭，力在肘双弯。

### 第十二势：工尾势

两腿开立，双手仰掌由胸前徐徐上举至头顶，目视掌而移，身立正直，勿挺胸凸腹；十指交叉，旋腕反掌上托，掌以向上，仰身，腰向后弯，目上视；然后上体前屈，双臂下垂，推掌至地，昂首瞪目。呼气时，屈体下弯，脚跟稍微离地；吸气时，上身立起，脚跟着地。如此反复21次。收功：直立，两臂左右侧举，屈伸 7 次。

　　诀曰：膝直膀伸，推手自地；瞪目昂头，凝神一志；起而顿足，二十一次；左右伸肱，以七为志；更作坐功，盘膝垂眦；口注于心，息调于鼻；定静乃起，厥功维备。

## 小贴士

### 练习易筋经的注意事项

**精神准备**

精神放松，形意合一；呼吸自然，贯穿始终；刚柔相济，虚实相兼；循序渐进，因人而异。

在练功前要使自己的心理活动逐步由复杂趋于简单，练习中要做到眼随手走，神贯意注，心力兼到，才能达到事半功倍的习练效果。若在练习中神散意驰，心君妄动，形意不合，就会徒具其形而不能获实效了。

**时间准备**

在易筋经的练习中，可以根据自身的健康状况和身体素质，进行全套完整练习，或有选择性地进行单个动作的练习。每天练习 1～2 次，每次 2 遍为宜。练习时间可以选择早晨和傍晚。晨起精神饱满，情绪稳定，空气较好，是练习的黄金时段。晚练，在完成了一天的事务后，自由支配的时间宽裕，练习后可以更好地促进睡眠。

**服装准备**

应做好习练前准备，如穿宽松有弹性的衣服。

**身体准备**

要做好准备活动，如压腿、踢腿、活动各关节，使人体在生理上进行"预热"，以免在练习中由于过度牵拉而受伤，尤其在冬天或天气寒冷的情况下准备活动就更为重要。

必须遵循循序渐进的原则，在练习中绝对不能因为追求某一标准动作而不顾动作要领。有些动作暂时达不到标准可以先做"意到"，在熟悉动作要领的基础上再逐步达到标准动作的要求。

## 五禽戏

五禽戏是东汉名医华佗根据古代导引、吐纳之术，研究了虎、鹿、熊、猿、鸟的活动特点，并结合人体脏腑、经络和气血的功能所编成的一套具有民族风格的健身功法。规律练习可提高身体功能，也是心脏康复及心血管疾病预防的运动良方。

## 呼吸吐纳

吐纳，吐故纳新，主要包括不息、散气、咽气。不息强调闭气，吸气后憋气，并尽力延长憋气的时间，造成机体轻度缺氧状态。肺吸入的清气下达于肾，由肾来摄纳之，肺肾相互配合，共同完成呼吸的生理活动。该呼吸运动可加强肺部通气，使肺泡弹性回缩力增加，减少肺泡内残气量，使气体充分弥散，增加肺泡内气体与毛细血管中血液的氧合。对心血管健康也大有益处。

传统功法对心血管健康大有裨益，有强身健体及预防康复之效，让身体动起来，共同维护我们的心血管健康。

## 第三节 "四控"管理与健康人生

### 一、控烟

想要维护心脏健康，告别心血管疾病，就从此刻放下香烟。

### （一）吸烟的危害

烟草危害是当今世界最严重的公共卫生问题之

一，中国又是世界上最大的烟草生产国和消费国，吸烟对中国民众健康的危害尤为严重。

据调查，中国约有 3 亿吸烟者，约 7.4 亿不吸烟者暴露在二手烟环境中，每年因吸烟导致疾病的死亡数达 120 万。研究表明，吸烟与冠心病、脑卒中、外周动脉疾病等心脑血管疾病均密切相关，会成倍升高健康人群罹患心血管疾病的风险，与从未吸烟者相比，女性吸烟者患心脏病的风险要高出 6 倍，男性吸烟者要高 3 倍。

吸烟不仅会导致心血管疾病，还会加重病情。如果一个人在发现患有心血管疾病后仍继续吸烟，那么这个人因心血管疾病而死亡的可能性将更高。例如，在搭桥手术后或支架术后，如果患者继续吸烟，之前病变的动脉再次发生阻塞的可能性将比不吸烟的人高很多。此外，吸烟的冠心病和心力衰竭患者比不吸烟的患者的过早死亡率也要高很多。

（二）吸烟有损心脑血管健康

吸烟是影响心脑血管健康的最大危害是加速动

183

脉粥样硬化进程，主要通过多种方式参与。

### 1. 破坏血脂平衡

促进 LDL-C（坏胆固醇）升高，降低循环中 HDL-C（好胆固醇）水平，通过组织缺氧与氧化应激导致内皮功能障碍。

### 2. 加速血栓形成

导致凝血功能紊乱、改变血流特性，使血管堵塞，增加急性冠脉综合征（ACS）的风险。

### 3. 刺激交感神经

尼古丁刺激交感神经使儿茶酚胺和加压素分泌增加，从而使血压升高，心跳加速。

### 4. 导致组织缺氧

增加血液中一氧化碳的含量，进而降低血液向组织输送氧气的能力，导致动脉细胞缺氧，能量代谢障碍。

### 5. 损伤血管壁

烟草制品中包含许多有毒化学物质，这些化学物质会刺激血管壁，增加炎症反应，进而损伤血管内皮细胞，使血管壁"硬化"。

184

## （三）用数据说话，戒烟好处看得见

从现在开始戒烟，就会改善您的心血管健康，减少心血管疾病的发生。美国心脏协会（AHA）报道的戒烟后数据如下所示。

戒烟后 20 分钟内，您的心率就会降低。

戒烟后的 12 小时内，血液中的一氧化碳水平将下降至正常水平。

戒烟后的 3 个月内，心脏病发作的风险就已降低，并且肺部功能开始得到改善。

戒烟 1 年后，患冠心病的风险是未戒烟者的一半。

戒烟 5 年后，脑卒中的风险降至与不吸烟的人相同。

戒烟 10 年后，肺癌死亡率大约是吸烟者的一半。

戒烟 15 年后，患冠状动脉疾病的风险降至与不吸烟者相同。

### （四）关于戒烟方式的建议

前往戒烟门诊咨询。

扔掉所有烟草产品和吸烟用具。

当想吸戒烟后的第一支烟的时候努力延迟5～10分钟。

当别人给自己递烟时，可以回答："不用了，谢谢，我已经不吸烟了。""谢谢，不过我已经下决心不吸烟了。"

考虑使用戒烟药物、短信以及咨询热线帮助自己戒烟。

不要奢望一天就能戒烟成功，要按计划逐步减少吸烟量，采用台阶法，有计划地减少吸烟数量，延长吸烟间隔时间。假如戒烟之前是一天一包香烟的量，在戒烟的第 1 周每天不超过 15 支，第 2 周每天不超过 10 支，第 3 周每天不超过 7 支，第 5 周每天不超过 3 支，第 6 周每天不超过 1 支，第 7 周完全不吸烟。

告诉自己一些积极的事情："我变得更健康

了。""我正在朝着更好的方向发展。""我感觉好多了。""我要有自信。"

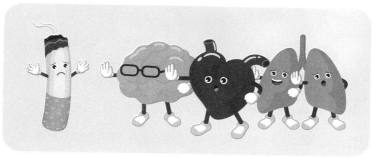

💜 请不要吸烟！

## 二、控酒

从古时的"对酒当歌，人生几何"，到现在的"感情深，一口闷"，人们饮酒的理由似乎一直很充分。网上甚至流传着"适量饮酒有益于心血管健康"的说法，但这种说法有科学依据吗？

实际上，从前文我们可以知道，以上说法完全没有科学依据，不饮酒才是健康的做法。

饮酒上瘾的人群在不饮酒的时间段内，不仅会出现偏头痛，还会出现情绪消极、全身乏力、心理压力大、睡眠不足、身体脱水等。还在妄想饮酒能够起到某种作用的人，如驱寒取暖、减肥瘦身、预防心脏病，对不起，您的这些想法都不切实际，也没有任何研究可以证明。

总而言之，言而总之，不要再为"饮酒"找托词，目前的研究已经是妥妥地明确饮酒对心血管健康是有害的，对于那些单次大量饮酒、过度饮酒、酗酒的人就更不用说了，心血管疾病风险是噌噌地往上飙。

### 小贴士

如果短时间内戒不了酒的人，也务必参照最新版《中国居民膳食指南》的建议，成年女性的酒精量要在 15g 以内，成年男性则要在 25g 以内。一点点戒掉酒，才是对健康最有利的方式。

三、控情绪

因情绪不佳，造成心脏健康损伤的人群很多。

因此，控制好情绪，相当于建造了呵护心脏健康的"围墙"。

## （一）情绪对心脏的影响

### 1. 坏情绪会"伤心"

研究表明，心理因素能加剧心血管疾病风险，影响预后。2014 年美国心脏协会推测急性冠脉综合征预后不良的独立危险因素为抑郁。抑郁症在冠心病患者中尤其常见，多达 65% 的心肌梗死患者有过抑郁症状。2016 年心血管领域权威期刊《循环》杂志上的一项研究证实，愤怒和情绪激动使心肌梗死发病风险增加 1.44 倍。

189

### 2. 坏情绪会"传染"

我们机体有两个激素应激系统，即交感 – 肾上腺髓质系统和下丘脑 – 垂体 – 肾上腺皮质系统。情志异常时激活交感 – 肾上腺髓质系统，将会增加儿茶酚胺的分泌，进而增强心肌兴奋性，易促发冠状动脉痉挛、血压升高，从而导致心肌缺血、心律失常等。精神压力则通过下丘脑 – 垂体 – 肾上腺皮质系统，导致炎症细胞及炎症因子激活，损伤血管内皮，激活血小板黏附因子，导致冠状动脉粥样硬化。

### 3. 中医学认为"情志致病"

异常的精神心理与疾病关系密切，这也是中医学所说的"情志致病"。人有七情，喜、怒、忧、思、悲、恐、惊，这些其实都是我们正常的心理活动。七情适度，对心血管疾病有预防作用。反之，七情失度则会引生疾病。《杂病源流犀烛·心病源流》曰："总之七情之由作心痛，七情失调可致气血耗逆，心脉失畅，痹阻不通而发心痛。"《太平圣惠方》曰："夫思虑烦多则损心，心虚故邪乘之。"心为君主之官，主藏神，主司精神意识思维活动，为五脏六腑

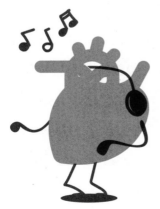

♥ 选择好心情

之大主，情志异常致病损及脏腑后终会伤及于心，引起心悸、心律失常。因此情志疗法至关重要。

### （二）呵护心脏，将情志养生融入生活

**1. 转换压力和情绪**

及时察觉负面情绪信号，如无意识的久坐、嗜食、失眠等，可通过音乐、运动、阅读等方法转移注意力。

**2. 养成合理的作息**

避免熬夜、晚起影响每天的学习工作安排，因效率低下而烦闷苦恼。

**3. 建立良性社交圈**

年轻人要走出"网络社交"减少"负面社交"，积极与朋友见面联络感情。老年人更要重视孤独感的察觉，积极走出去，参与社交活动，儿女也要关注长辈情绪变化，减少对长辈的情绪刺激。

**4. 心情不好，采用中医情志疗法**

可通过中医情志疗法改善情志，如情志相胜疗法、顺情从欲疗法、言语开导疗法等。

（三）"双心"健康更重要！

"双心医学"又称为精神心脏病学或行为心脏病学，是研究心脏疾病与精神疾病相关性的学科，其强调同时关注躯体存在的心血管疾病与其精神心理问题，才能达到真正意义上的健康——即心身的全面和谐统一。

**1. 作为心血管疾病患者，如何在管理疾病的同时做好心理管理**

一方面，根据个人运动爱好，进行有氧运动，如散步、游泳、打球等。另一方面，要做好"三多""三少"与"两学"。多与家人、朋友联系并倾诉，寻求情感支持；多参与感兴趣的活动，远离孤独；多吃让人愉快的食物如深海鱼、全麦面包、樱桃和南瓜等。少些负能量；少饮酒，不吸烟；不苛责自己，不必万事要求完美，记住有缺憾也是一种美的真谛。学会管理疾病；学会享受生活。

**2. 作为心血管疾病患者，如何识别不良心理问题**

出现以下现象超过 2 周：入睡困难、多梦、易醒等睡眠困难，情绪低落、感到委屈或总想哭，凡事都不感兴趣、乏力，感到生活和疾病无望，时常心烦或心慌、易激动或紧张，记忆力有所减退、注意力不易集中等。

如果有以上的症状，那么您可能处于焦虑或抑郁的状态。不要试图通过互联网、书籍、报纸等去查看自己是否符合抑郁症状或焦虑症状，因为你不是医学专业人员，容易延误就诊时机。产生这些症状，请您务必到医院寻求专业医师帮助。正如身体会生病一样，心理也会生病。每个人在自身的生命周期中，都会被烦恼所困扰。有人依靠自己的力量可以克服恐慌，从容面对疾病，而有人则因为过于担心疾病，无法承受疾病的压力而走向抑郁。在与心血管疾病抗争的日子里，就让我们认识"双心医学"，做好"双心管理"，战胜躯体的疾病，赶走"灰色的心理风暴"，做自己真正的主人。

## 四、控体重

世界卫生组织（WHO）统计，2016 年有超过

19 亿成人超重（占总人口的 39%），有超过 6.5 亿人（占总人口的 13%）则患有肥胖症。

## （一）肥胖可诱发多种心血管疾病

· 肥胖会对心脏的结构产生影响，主要表现为左心房的直径增加以及左心室的肥厚。

· 肥胖是冠心病的独立危险因素。患有缺血性心脏病的肥胖患者，BMI 每提高 $5kg/m^2$，患者的死亡率增加 40%。

· 肥胖可通过影响脂质代谢、胰岛素抵抗改变血脂水平进而影响动脉粥样硬化的进展，也可通过炎症、内皮功能障碍等加快动脉斑块的产生。

· 肥胖也会引起机体高血压，肥胖通过激活交感神经使去甲肾上腺素及皮质激素分泌增多，进而导致心率加快，肾小管对盐离子的重吸收增加。

## （二）如何科学控制体重

### 1. 管住嘴

应 控 制 饮 食，将 摄 入 的 能 量 总 量 限 制 在

1000～1500kcal/d。应减少脂肪摄入，脂肪摄入量应为总能量的25%～35%，饮食中富含水果和蔬菜、膳食纤维。以瘦肉和植物蛋白作为蛋白源。减肥膳食中应有充足的优质蛋白质，除了补充必要的营养物质，还需要补充必要的维生素、矿物质及充足的水分。还要改变饮食习惯，在吃东西时需要细嚼慢咽，这样可以减慢营养物质吸收，控制能量摄入。饮食控制目标是每月体重下降控制在0.5～1公斤，6个月体重下降7%～8%。肥胖患者最好在专门的营养师指导下制订严格的饮食计划。

## 2. 迈开腿

运动时，肌肉组织对脂肪酸和葡萄糖的利用大大增加，使得多余的糖只能用来供能，而无法转变为脂肪而贮存。同时随着能量消耗的增多，贮存的脂肪组织被"动员"起来燃烧供能，体内的脂肪细胞缩小，因此减少了脂肪的形成和蓄积。由此可达到减肥的目的。减肥运动须强调科学性、合理性和个体化，要根据自身特点掌握适当的运动量与度。

## 心脏科医生问诊室

问：我该如何运用中医传统养生功法进行心血管疾病预防及康复？

答：心脏康复中，运动康复逐渐成为康复疗法的重点，中国传统功法如太极拳、八段锦、五禽戏等有氧运动对心脏的益处已被多项研究所证实，逐渐被应用于心脏康复的实践当中。

### 太极拳

太极拳的动作舒展缓慢，全身肌肉放松，使心脏得到充足供血，但又不会加快心率，加重心脏的负担。

在运动过程中，下肢肌肉交替收缩与放松，使流经下肢静脉中的血液在肌肉作用下加速回流。这样一来，就有可能保证心脏在舒张期处于良好的充盈状态，心舒期心室容积增加，可增强心肌收缩力量。

所以经常打太极拳可以使心脏跳动有力，

有效地提高心血管系统的工作能力。

## 八段锦

八段锦是具有中国文化特色的中低运动量的有氧活动，根据意、气、形并重的养生原则，调气养神、扶正祛邪、调理气血，具有舒筋活血、促进新陈代谢等功能，充分体现了中医学"未病先防、既病防治"的理念。

八段锦已经应用到了冠心病康复的临床之中，并且对心脏功能的改善、心绞痛的发作次数、冠心病患者的焦虑抑郁状态都起到了改善作用。

## 五禽戏

五禽戏是一种外动内静、动中求静的功法，分别对应五脏。如虎戏有通气养肺的功能；鹿戏有活动腰胯，增进肾功能的作用；熊戏有健脾胃、助消化、泻心火的功能；猿戏具有利手足、养肝明目、舒筋的作用；鸟戏的操练具有补益心肺、调畅气血、舒通经络的功能。根据辨证，可以单练一禽之戏，也可选练一两个动作。

您可以根据自身情况及医生建议，选择适当的养生功法进行锻炼。

问：中药代茶饮和药膳有益无害？

答：在日常生活中，有很多老年人非常推崇中医的养生之道，日常喜欢自制一些中草药代茶饮以及中药药膳。然而，是药三分毒。老年人的体质复杂，没有经过专业的中医辨证分型学习，不好自判，随意使用自制代茶饮或药膳有害无益。例如，有高血压的老年人吃了大量补气补阳的药，会导致血压升高；有一些中药会导致人的血钾升高，与老年人日常服用的某些西药合用容易造成电解质紊乱，进而引发心律失常等疾病。在此，我们建议所有老年人有需要时可去专门的中医门诊看病，询问医生适合自己的代茶饮及药膳，让专业的医生来推荐并把关。